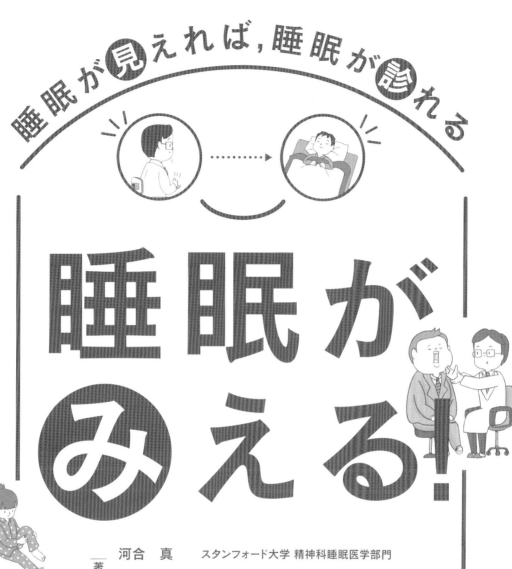

睡眠がみえる！

睡眠が見えれば，睡眠が診れる

著　河合　真　スタンフォード大学 精神科睡眠医学部門
　　立花直子　関西電力病院 睡眠関連疾患センター／
　　　　　　　関西電力医学研究所 睡眠医学研究部

Kinpodo

序　文

全ての医療従事者は睡眠をみる目を持つべし
―昼間の覚醒ばかりを評価して，夜間の睡眠を評価しないってどうなの？―

　突然だが，下の図を見て欲しい．

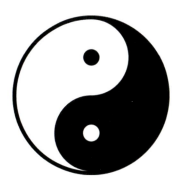

　これは陰陽勾玉巴とか太極図とか陰陽魚などと呼ばれる古代中国の道教に由来する図である．陰が夜間の睡眠，陽が昼間の覚醒を表すとも解釈できるので睡眠医学のシンボルでもある．この図は睡眠医学では夜間の睡眠と昼間の覚醒が半円で区切られるのではなく，巴の形になってお互いに入り込むので覚醒と睡眠が影響しあっているという意味でよく用いられる．さらに現代医学に踏み込んで解釈すれば「昼間の覚醒ばかりを評価して，夜間の睡眠を評価しないってどうなの？」とも言える．「昼間の外来」や「昼間の回診」で「昼間の症状」を評価して，「昼間の治療」を行っている．そして，「どうしてこの昼間の症状が良くならないのか？」などと昼間に悩むのだ．

　いやいやいや，なぜ「夜間の睡眠」のことを少しでも考えないのか？おかしいだろう！昔の人も言ってるぞ！陰と陽は表裏一体，混然一体となって影響し合うって．

　「なるほどそれもそうだな」と思ってもらえただろうか？しかし，「そんなことを言っても，睡眠をどう評価していいかわからない．」という人も多いだろう．そう，「睡眠をみる目」を大部分の医療従事者は持っていないのだ．実はこれが問題の根幹である．みる目がないのだから見えないし，見ようとも思わないのは当たり前だ．

こんな状況をなんとかしたい．医療従事者全員に「睡眠をみる目」を持ってもらいたい．そこで，本書では「睡眠をみる方法」に特化して解説した．この本では「みえる」「みる」という言葉が多用されている．そこには視覚的に「見える」ことから，観念的に「観える」こと，そして患者に介入していく「診る」ことが含まれている．第一部では病歴聴取，脳波，終夜睡眠ポリグラフと進んで，どうやって睡眠を見て，観るのか？から始まり，第二部では睡眠に関連する訴えや睡眠関連疾患をどうやって診るのかを解説した．

「睡眠をみる方法」を伝えるには通常の図表だけを載せたアトラスでも，解説だけの教科書でも無理だ．「睡眠をみる」という睡眠医学の面白さの根源を逐一解説した教科書とアトラスの美味しいとこ取りをした本を作りたいと共著者の立花直子先生とも常々話していた．そしてそれが現実に出版されることになり本当に嬉しく思っている．このようなわがままに満ちた本を世に出す機会を与え根気強く編集作業に付き合っていただいた株式会社　金芳堂の一堂芳恵氏と藤森祐介氏に謝意を表したい．

さて，この本を作成するにあたって図表をかき集めたが，なかなか入手できないものも多かった．もしも皆さんの中にさらに写真や図表を提供しても良いという方がおられたら是非連絡していただきたい．版を重ねるごとにこの本を充実させていくことができれば幸いだ．

この本を通じて，あなたの患者の問題を解決するツールとして「睡眠をみる」というツールを加えてもらいたい．きっと強力なツールとなること間違いない．

2019年6月吉日

河合　真

目　　次

第1部　正常な睡眠と覚醒

第**1**章　成人の病歴聴取から見えること，見えないこと …………………………………… 2

第**2**章　小児の病歴聴取から見えること，見えないこと …………………………………… 8

第**3**章　脳波を使った観察1 …………………………………………………………………… 18

第**4**章　脳波を使った観察2　覚醒～睡眠移行期 ………………………………………… 26

第**5**章　PSG を使った観察1 …………………………………………………………………… 34

第**6**章　PSG を使った観察2 …………………………………………………………………… 48

第2部　睡眠関連疾患をどうみるか？

第**1**章　「眠い」をどう診るか？ ……………………………………………………………… 60

第**2**章　睡眠の質をどう診るか？　～特に OSAS に関して～ …………………………… 70

第**3**章　「眠い」をどう診るか？　～簡易検査編～ ……………………………………… 82

第**4**章　「眠い」をどう診るか？　～ OSAS 治療編～ …………………………………… 88

第**5**章　「眠い」をどう診るか？　～過眠症編～ ………………………………………… 96

第**6**章　夜間の運動異常をどう診るか？ ………………………………………………… 104

第**7**章　「不眠症」をどう診るか？ ………………………………………………………… 110

第**8**章　睡眠時の異常行動＝パラソムニアをどう診るか？ …………………………… 116

索　　引 …………………………………………………………………………………………… 116

コラム

1	深く掘り下げて何を聞く？	7
2	とんでもなく睡眠不足な日本の子供達	15
3	一見「意識障害」なのに脳波で明らかに「覚醒」だと分かった場合	25
4	アナログ記録からデジタル記録へ	33
5	夜，検査することで見えるもの	46
6	睡眠医学と快眠法の違い	58
7	アプリ，ウェアラブルとどう付き合うか？	68
8	睡眠医学に関わる時のお作法について	80
9	簡易検査なんてつまらない？	87
10	なぜ眠るのか？観察研究と睡眠剥奪研究	95
11	居眠り事故のコメントに関して	103
12	脚が「むずむず」すると言って来たらどうするのか？	109
13	なぜ不眠症が存在するのか？	115
14	睡眠と記憶	125

第1部

正常な睡眠と覚醒

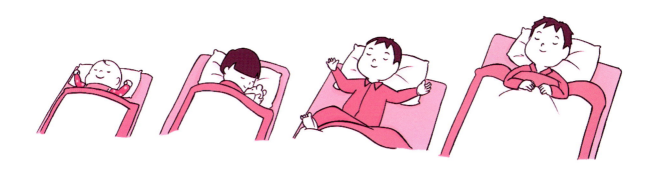

第1章 成人の病歴聴取から見えること，見えないこと

はじめに知っておくべきこと

　どんな医学分野であっても初めて患者を診ることになれば病歴聴取をすることになる．睡眠医学でも病歴聴取の中から「ああ，（疾患の本体が）見えるなぁ」と思うこともあれば，「んん？　わからない，見えてこないなあ」と思うこともある．病歴聴取で全く見えてこなければ見当違いの方向に迷走するし，すべてが見えてしまえば検査をする必要もなくなる．

　この章では成人の病歴聴取から睡眠が見えるポイントと，残念ながら見えないポイントについて説明する．見えないポイントとは病歴聴取だけでは治療方針が立たない場合であって，だからこそ検査をしなければならないポイントのことを意味する．

睡眠が"見える！"ポイント

 1. 主訴と現病歴から来し方行く末が見える

● 睡眠の問題は昨日今日始まったわけではない

　どのようなペースで症状が推移し受診に至ったかは，今後の予測をつけ，どう介入していくかを決める根幹の情報になる．症状の開始ははっきりわかる時もあればわからない時もある．さらに誘発因子がある時もあればない時もある．そのような情報から睡眠医学の診療も開始する．

　よくあるパターンとしては以下のような場合がある．

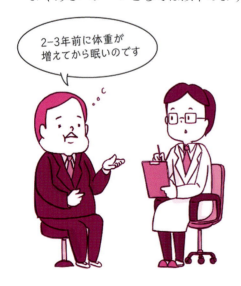

眠気を訴えて受診

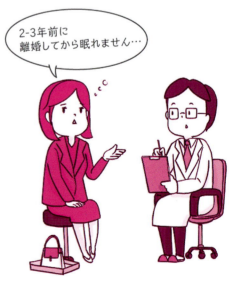

不眠を訴えて受診

2. 睡眠歴を取ると睡眠覚醒のパターンが見えてくる

　一般的な病歴聴取では，睡眠歴を取らないことがほとんどである．睡眠歴で何を聴取するべきかを知らない医師も多いと思う．主に以下のことを聞く．

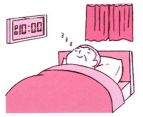
就寝時間

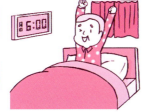
起床時間

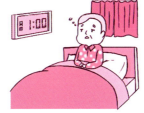
中途覚醒

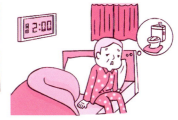
トイレの回数

3. 第三者からの情報で問題の核心が見えてくる

● 眠っている時の記憶はない！

　睡眠医学なのだから睡眠中の情報を知りたいのだが，睡眠中の情報は記憶できない．すなわち，**患者から得られる睡眠中の情報のほとんどは中途覚醒時の情報である**．そんな時に家族，会社の同僚，同居人などからの情報は，まさしく問題の核心に迫る情報である．受診時に同伴して来ているといいのだが，いない場合は携帯電話で連絡を取ってもらうこともしばしばである．

　さらに，どの第三者からの情報が得られるかは文化的な要素が非常に大きくなる．日本人の夫婦では別室で眠る場合も多く，会社の旅行や出張などで同室になった同僚から本人に問題が告げられることも多い．

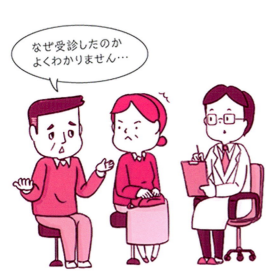

本人に記憶がない．自分がなぜ睡眠外来に来たのかよくわからず，家族に勧められるまま受診した中年男性

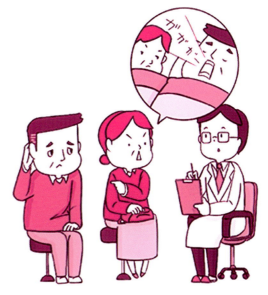

いびきや無呼吸がひどいと訴える妻

● **パラソムニアと思われる症状群**

　睡眠時にどのような行動をとるかを聞く．基本的に睡眠時に「横になって，目を閉じて，黙って，時々寝返りをうつ」以外の行動は異常なので，どのような行動を何時くらいにするかを聞く．誘発因子も聞く．特に飲酒，薬剤，ストレスに関連していないかを注意深く聞く必要がある．

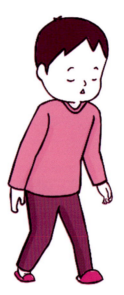

目を閉じたまま歩く人（NREMパラソムニア）

見える！ポイント　4．生活歴・職歴を取るとアウトカムが見えてくる

　覚醒時のパフォーマンスの低下が問題になる場合が多いが，睡眠は職業や生活に大きく左右される．この情報がないと，果たして何が問題で，どのようなインパクトがあるのか全く見えてこない．ここをいかに掘り下げて聞けるかが臨床家の腕の見せ所である．

　居眠りは確かに勤労者としては良くないが，その影響は職業や重症度によって変わる．重症な場合（勤務評定に影響している場合），下手すると失業する場合もありうる．

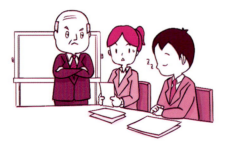 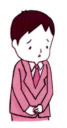 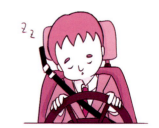

眠くて会議で居眠りをしているサラリーマン　　上司に怒られるサラリーマン　　居眠り運転をする職業ドライバー

第1部　正常な睡眠と覚醒

第1章　成人の病歴聴取から見えること，見えないこと

　さらに，生活のリズムは職業で全然異なる．職業によって睡眠覚醒のあるべき姿があって，そこからいかに逸脱しているかで評価せねばならない．

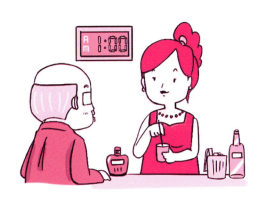

深夜まで働くバーのママ

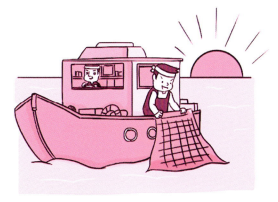

早朝から働く漁師

睡眠が"見えない"ポイント

　病歴聴取が重要であることは間違いないのだが，昼間，覚醒時に，自分の寝室ではないクリニックで得られる情報は睡眠医学においてはあくまでも間接的な証拠である．そこが睡眠医学の難しさでもあり，この病歴聴取の際のジレンマやフラストレーションが実際に睡眠を観察した時に非常に面白く感じられる要因でもある．ここでは存分にフラストレーションを溜めて，この後の章を読み進めてもらいたい．以下に見えないポイントの例をあげる．

見えないポイント　1．閉塞性睡眠時無呼吸症候群（OSAS）の重症度

　病歴からOSASがあるだろうなあと思ってもどれほどの重症度かは，やはり検査が必要になる．無呼吸や低呼吸の回数，酸素飽和度などは病歴からは予想がつかない．

2. 夜間異常行動の種類

元々睡眠中の記憶が本人にはない上に，家族であっても常に患者を監視しているわけではないので，細かい足の動きや，異常行動が生じる睡眠段階などはわからない．さらに，てんかん発作である可能性もある．

ただし，NREMパラソムニアは確率的にNREM睡眠の多い睡眠の前半に生じることが多くREMパラソムニアはREM睡眠の多い睡眠の後半に生じることが多いことから，異常行動の発生する時間帯を聴取することで，ある程度推測できることもある．

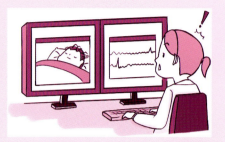

モニターを見て驚いている技師

3. 1日のスケジュールをわかりやすく叙述するのは困難 ―長いスパンで捉える重要性―

病歴聴取は当然，話を叙述的に記載することが多いのだが，1日の覚醒，睡眠のパターンをカルテに記載するのはなかなか難しい．職業によってはオンとオフのスケジュールが極端に変わる場合もある．病歴聴取はどうしても現在に至る過去の時間軸に沿って叙述するので，一週間や一日のスケジュールの情報を載せるのは時間軸に合わない．そのために後述するようにsleep-wake log（睡眠覚醒日誌）を利用することになる．

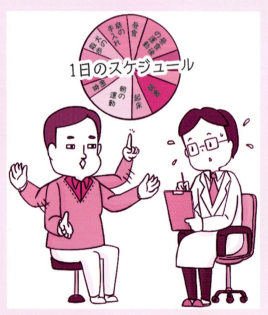

自分の毎日のスケジュールを事細かに説明する患者と混乱している医師

第1部 正常な睡眠と覚醒

> **まとめ**
> ① 病歴聴取は診療の基本だが,昼間覚醒時のクリニックで得られる睡眠の情報は限界がある
> ② 第三者から得られる睡眠の情報は大切である
> ③ 病歴聴取にはコツがある.目的意識を持って情報を集める
> ④ 限界を知ることで次のステップにどのように進めて情報を得るかを考えていく

第1章 成人の病歴聴取から見えること,見えないこと

コラム① ● 深く掘り下げて何を聞く? ●

　掘り下げるなら,閉塞性睡眠時無呼吸症候群(obstructive sleep apnea syndrome: OSAS)に付随すると思われる症状を聞くと,やはり罹患率の高い疾患なので意味のある情報が得られる確率が高い.

　いびきについては大きさの程度や無呼吸の合併などの情報を聞く.いつも大きないびきなのか,風邪を引いた時だけ,飲酒時だけなのかは聞く.ただし,これらの質問をわざわざしなくても,いびきに困っている家族は勝手に喋ってくれることも多い.

　しかしながら,特に聞き方を工夫する必要があることもある.たとえば,「無呼吸がありますか?」と聞いても医療従事者ではない人にはわからないので「いびきをかいて途中で息が止まるようなことがありますか?」と言う聞き方をする.実は無呼吸はいびきよりも家族に「この人がこのまま死ぬのではないか」という恐怖を与えるので同居人はよく強調して語ってくれる.

　さらに手足のバタツキなどは周期性四肢運動異常症の症状だけではなく,OSASによって一時覚醒することに伴うと思われる場合もあるので「手足が動くかどうか?」を聞くことも診断の一助になる.

第2章 小児の病歴聴取から見えること，見えないこと

はじめに知っておくべきこと

　小児の睡眠は大人の睡眠とは違う．何が最も違うかというと，大人は加齢現象を見るがそれは穏やかな変化であるのに対し，小児の成長，発達は非常に急激な変化である．小児の成長，発達にとって睡眠は非常に大きな役割を果たしている．さらに，成長と発達に伴い睡眠も変化していく．この章では，小児の病歴聴取から見えてくる睡眠について解説したい．

睡眠が"見える！"ポイント

 1．正常の発育発達を知れば逸脱がわかる

　小児科において正常に発育し，発達していっているかを確認することは非常に重要なことだが，大人を対象とした科に属しているとついつい忘れがちだ．当然，睡眠に関して即聞きたくなるのは山々なのだが，「どういう出生，発育，発達をしてきた子供か」を知らずに診療はできない．

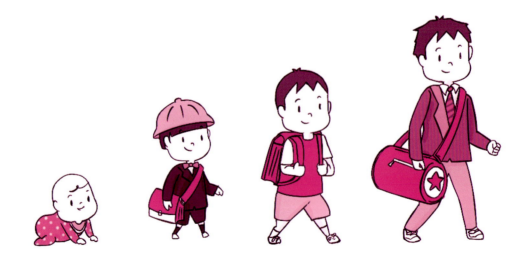

第1部　正常な睡眠と覚醒

2. 正常の睡眠, 覚醒を知れば逸脱がわかる

見えるポイント1にも述べたが, 正常を知らないとそこから逸脱しているかどうかはわからない. それは睡眠, 覚醒についても同様である.

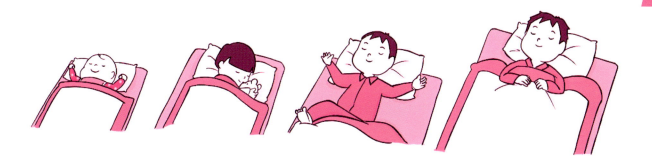

以下の図の黒い部分が睡眠であり, 白い部分が覚醒である. 睡眠時間だけでなく, 昼と夜の概日リズムも出生から3ヵ月の間に徐々に完成していく様子がわかる. 新生児があまり時刻に関係なく睡眠と覚醒を繰り返しているが, これも発達段階として正常である. この新生児が夜に連続して眠ってくれない時期は, 育児の中で保護者も睡眠不足になる大変な時期である.「発達段階なので仕方ない」のだが, 情報提供を行うだけでかなり保護者の負担が軽くなることもあり, 医療従事者ならば小児科専門かどうかに関わらず知っておきたい.

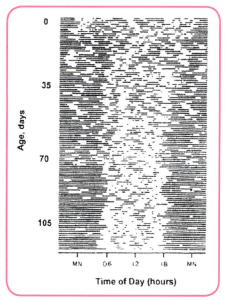

図1 … 出生から100日過ぎまでに概日リズムが完成されていく様子
(Kleitmanら, 1953; Rivkeesら, 1997; Rivkees, 2003)

さらに，睡眠時間1つにしても，以下のように年齢によって推奨される睡眠時間は大きく異なる．「8-10時間眠っている」と言われても，ティーンエイジャーなら正常だが，もっと年齢が下がっていくと足りなくなる．新生児では全く足りない．

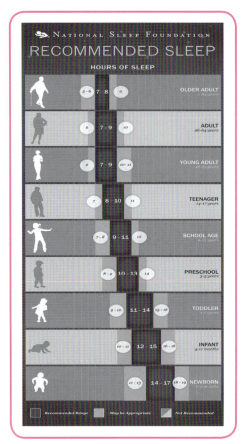

図2…推奨される必要な睡眠時間（National Sleep Foundation）

第1部　正常な睡眠と覚醒

 3．昼寝から睡眠構築が垣間見える

新生児は沢山昼寝をするが，徐々に割合が減少して3-4歳で昼寝をしなくなる．

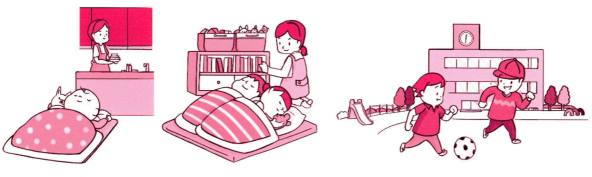

家で昼寝をする新生児　　託児所で昼寝をする幼児　　小学校の校庭で昼間に遊びまわる小学生

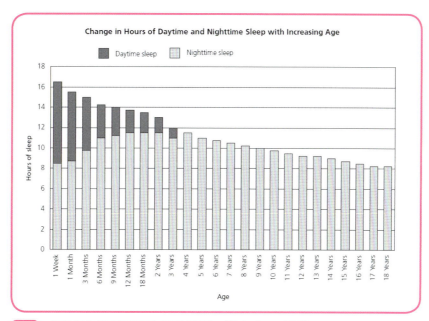

図3…年齢による睡眠時間と昼寝の変化（Thiedke, 2001）

第2章　小児の病歴聴取から見えること，見えないこと

睡眠が"見えない"ポイント

 1. 睡眠構築は病歴からは見えない

出生時にはREMが多く認められるが，徐々に減少していき成人後は比較的保存される．

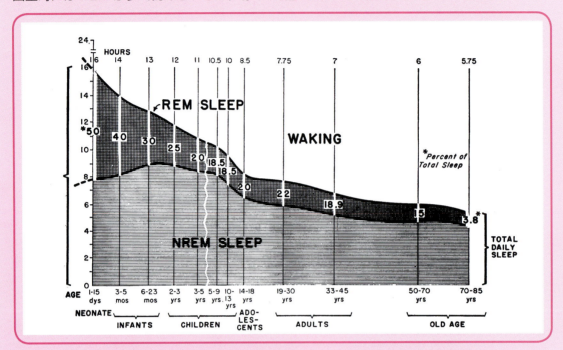

図4…年齢による睡眠内容の変化（Roffwargら，1966）

以下に，別の研究からの正常な5-85歳までの睡眠時間と睡眠構築変化のグラフを載せる．睡眠時間全体が年齢とともに減り，SWS（slow wave sleep，徐波睡眠とも深睡眠と呼ばれる睡眠）も減っていく．

一方で，REM睡眠はあまり変化しない．この図はよく引用されるので意味するところをよく理解してほしい．

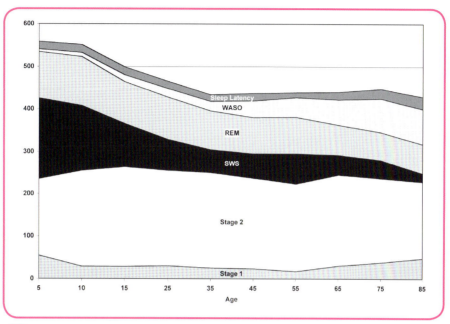

図5 … 年齢による睡眠構築の変化（Ohayonら，2004）

見えないポイント 2．子供が本当にどのように感じているのかはわからない

小児の睡眠を扱うには，どうしても保護者の観察に頼らないといけない．上記のような正常な小児の発育，発達に沿った睡眠と異なる場合には睡眠関連疾患の存在を疑う．ただし，大人と異なり小児は問題をはっきりとは伝えてくれない．そのため，保護者の観察が頼りになるが，それもうまく聞き出さないと難しい．

例えば，小児のOSASであれば「いびき」などは大人と共通している症状なのだが，小児特有の症状がある．「寝汗」「背屈位」「寝相が悪い」などという非特異的な情報も合わせて疑うことになったり，昼間の眠気も「がさがさしている」「集中力の低下」「機嫌が悪い」「食事の飲み込みが悪い」などという，これまた非特異的な症状がないかを聞くことになる．

逆に保護者にとってこれらが気になる症状だったりするので，その際は睡眠関連疾患を鑑別に入れておいて欲しい．

3. 小児の昼間のパフォーマンスって何？

大人の場合は日中のパフォーマンスというと仕事の能率であったり、集中力であったりするが、小児に求められる昼間のパフォーマンスというのはなかなか難しい。彼らの一番大事な仕事は発育、発達することである。その上で学校の成績、昼間の機嫌、集中力、スタミナなどが問題になる。それもこれも「年齢相応」かどうかが問題になる。

例えば小学生が昼間から授業中に昼寝をしているのは明らかに異常だが、幼児が昼寝をするのは何の問題もない。高校生が昼寝をするのはよく見かける光景ではあるが、これは必ずしも正常というわけではなく、慢性的な睡眠不足を反映していると考えた方が良かったりする。

昼間のどのパフォーマンスが問題になっているかは本人や保護者が訴えることが多く、これらの改善を治療目標として定める。

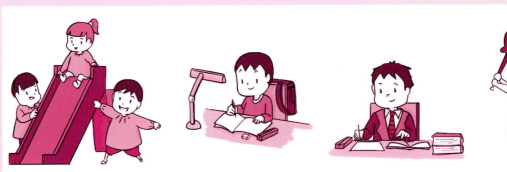

元気よく遊ぶ幼児　　宿題に集中する小学生　　受験勉強したり，クラブ活動に励む中高生

小児の「パフォーマンス」として考えられる行動

第1部 正常な睡眠と覚醒

コラム❷ ● とんでもなく睡眠不足な日本の子供達 ●

　本当に日本の中高生は睡眠が足りていない．必要とされる睡眠時間は8−10時間と言われているのだが，クリニックで説明すると本人にも保護者にも「絶対無理」と笑われてしまう．睡眠不足になると特に10代では抑うつの傾向が見られ，自殺念慮が高くなると言うデータもあり，小児睡眠医学では大きな問題になっている．

　では，どうすれば良いか．いろんな取り組みがなされているのだが，最も効果的なのが「学校の始業時間を遅らせる」ことである．全米小児科学会も中学，高校で授業を午前8：30以前に開始してはいけないと勧告を出している．これは，朝練，朝学習も当然ダメになる．「そんなことを言っても勉強を早起きして頑張ることはいいことだ」と言う意見は保護者に根強い．我々の世代もそうやって受験を乗り越えてきたと思っているのでわからないでもない．

　ここで問題になるのは保護者である大人の方の意識改革である．すなわち「子供が充分に睡眠をとり楽しく過ごす」のか，「気分は抑うつ傾向になろうとも長時間の勉強に耐えること」を目指すのかと言う選択ではないかと思う．どうも人生を楽しむことを是としない傾向が日本にはあるのではないかと思うのだが，皆さんはいかがだろうか？

（単位：%）

年齢階級	総数	5時間未満	5-6時間未満	6-7時間未満	7-8時間未満	8-9時間未満	9時間以上	不詳
総　数	100.0	8.2	28.7	32.3	21.4	6.2	1.9	1.3
12-19歳	100.0	3.5	20.4	34.0	28.1	8.7	1.3	4.0
20-29	100.0	6.8	30.0	34.9	21.1	5.0	1.4	0.8
30-39	100.0	8.5	30.4	34.8	20.2	4.3	1.0	0.8
40-49	100.0	11.2	35.7	32.8	15.8	3.1	0.6	0.8
50-59	100.0	10.7	36.6	32.6	15.9	2.9	0.5	0.7
60-69	100.0	7.2	27.8	34.0	23.4	5.6	1.0	0.9
70-79	100.0	8.0	23.8	29.9	25.0	9.1	2.6	1.6
80歳以上	100.0	6.3	15.8	22.3	27.1	16.5	10.0	2.0
（再掲）								
65歳以上	100.0	7.2	22.4	29.0	25.5	10.2	4.1	1.5
75歳以上	100.0	7.0	18.9	24.9	26.2	13.9	7.3	1.9

表1 …年齢階級別にみた平均睡眠時間の構成割合（12歳以上）（厚生労働省，2018）

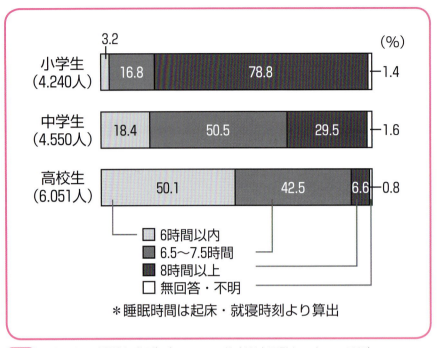

図6 …睡眠時間（学校段階別）（Benesse 教育研究開発センター，2005）

文　献

1. Kleitman N, et al. Sleep characteristics of infants. Journal of Applied Physiology. 1953; 6(5):269-82.
2. Rivkees SA. Developing circadian rhythmicity in infants. Pediatrics. 2003;112(2):373-81.
3. Rivkees SA, et al. Newborn primate infants are entrained by low intensity lighting. Proceedings of the National Academy of Sciences. 1997;94(1):292-7.
4. HOW MUCH SLEEP DO WE REALLY NEED? : National Sleep Foundation; [Available from: https://www.sleepfoundation.org/excessive-sleepiness/support/how-much-sleep-do-we-really-need].
5. Thiedke CC. Sleep disorders and sleep problems in childhood. American Family Physician. 2001;63(2):277-87.
6. Roffwarg HP, et al. Ontogenetic development of the human sleep-dream cycle. Science 1966; 152(3722): 604-19.
7. Ohayon MM, et al. Meta-analysis of quantitative sleep parameters from childhood to old age in healthy individuals: developing normative sleep values across the human lifespan. Sleep. 2004;27(7):1255-73.
8. 厚生労働省. 平成28年国民生活基礎調査の概況. http://wwwmhlwgojp/toukei/saikin/hw/k-tyosa/k-tyosa16/index. html
9. Benesse 教育研究開発センター. 第1回子ども生活実態基本調査報告書 2005 [Available from: http://berd.benesse.jp/berd/data/dataclip/clip0005/clip0005a.pdf].

第3章 脳波を使った観察1

はじめに知っておくべきこと

　目を閉じて横になっている人を外から眺めてみても，時間や状況から「多分眠っているだろうな」と推測することが関の山である．しかし，脳波があれば眠っているかどうかを確かめることができるのだ．画像診断やAIが発達した現在においても眠っているかどうかは脳波がないとわからない．これはこの本における大原則なので，何回も述べることになる．

　実は脳波を用いることにより，睡眠時だけでなく，覚醒時も非侵襲的にリアルタイムで脳の活動を観察，記録することができる．脳波なしで睡眠を語ることは無意味である．脳機能画像検査が全盛の現代においても，脳波が生き延びているのには理由がある．

　まず，時間的な解像度が非常に良い．ミリ秒の単位で刻一刻と変化する脳の活動を捉えるには脳波は非常に優秀な検査である．さらに，ポータブルかつ非侵襲的で「装着して眠ることができる」という利点がある．MRIは脳の空間解像度が高い検査と言えるが，まだポータブルとは程遠い大きさだし，中で眠るのは不可能ではないが，かなり困難である．

　そして睡眠医学では，脳波の所見に基づいて覚醒と睡眠が客観的に定義づけされている．だが，ここで問題がある．脳波は脳波の読み方を知らないと全く役に立たないのである．そして残念ながらほとんどの医師は，脳波の読み方を知らない．これが睡眠医学を学ぶ上で最大の障害だと言っても良い．

　しかし，脳波をとる大きな理由のてんかん診療に必要とされる脳波の知識に比べて，睡眠医学で必要とされる脳波の知識はそれほど多くない．そのため，脳波を専門にしていない医療従事者にとっても十分学習可能である．可能であるが，当然簡単ではない．脳波を読む大原則は「原則を学んでから例外を学ぶべし」である．具体的な方法を以下に述べていく．

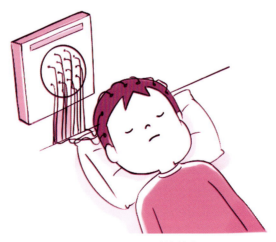

ルーチンの脳波検査

第1部　正常な睡眠と覚醒

睡眠が"見える！"ポイント

見える！ポイント　1．アルファ波で「リラックスした」「覚醒」が見える

　図1を見てほしい．赤矢印がアルファ波である．この波は脳波初学者の心強い味方である．アルファ波は正式には「後頭部優位律動」と呼ばれており（アルファ律動とも呼ぶ），何しろどこを探せば良いかがわかりやすい．すなわちO（オー）の電極を探せば良いのである．

　OとはOccipital（後頭部）という意味である．その後に数字が付いてくるのだが，奇数なら左側，偶数なら右側とだけ覚えればいい．O1なら左の後頭部，O2なら右の後頭部という意味である．図を見てもらいたい．P3-O1とP4-O2というチャンネルにリズミカルな波があるのがわかる．これを数えてみるとだいたい1秒間に9-10回の波があるので9-10Hzである．そして8Hzから12Hzの波をアルファ帯と呼ぶのでこの波をアルファ波と呼ぶのである．

　そして，他の波が目に入ってきて気が散るかもしれないが完全に無視してほしい．

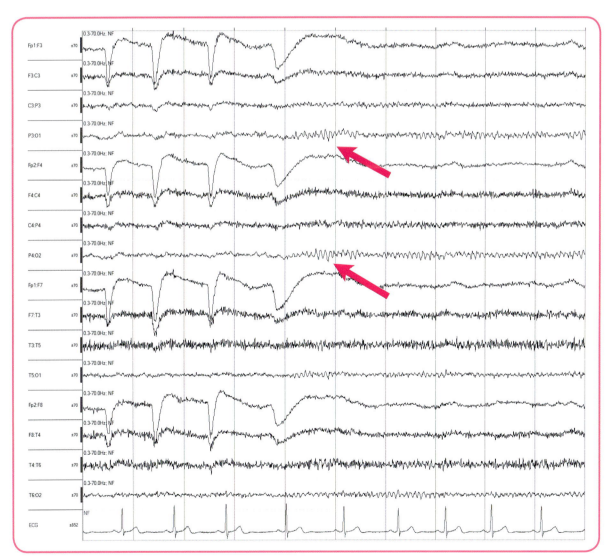

図1…後頭部優位律動が顕著な脳波（10秒1ページ）

2. コツを知るとさらにアルファ波が見える

何かを探すのが上手になるにはどうしたら良いだろうか？そう，まず探す対象のことをよく知ればいいのである．このアルファ波が現れるのは「リラックス」した覚醒状態である．巷にはアルファ波ミュージックだとか，座禅を組んだらアルファ波が出るだとか，などと言われる．さらに目を閉じると現れやすくなる．

そこで目の動きに注目する．目を閉じている人は大体リラックスしているか，リラックス前の状態であることが多い．図2を見てほしい．5秒の黒矢印が閉眼であり，その直後からアルファ波（赤矢印）が出ていることがよくわかる．そう，だからアルファ波を探すために眼球運動が脳波でどのように現れるかを知る必要がある．

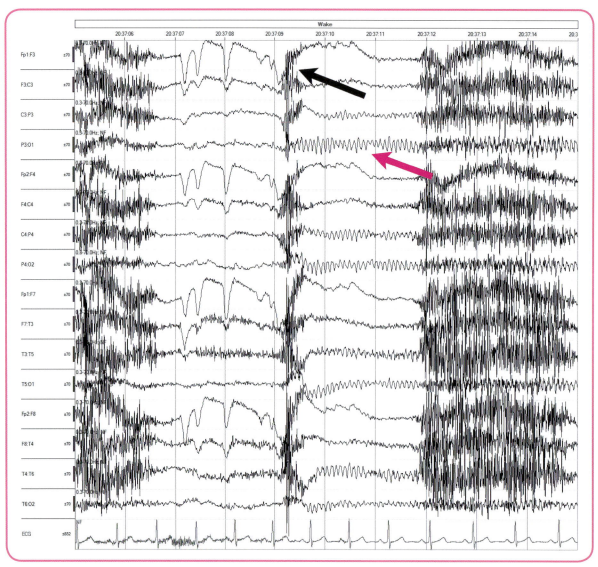

図2…アルファ波の閉眼による増強が見られる脳波（10秒1ページ）

第1部　正常な睡眠と覚醒

3．眼球運動は眼球運動図がなくても見える

　本来は眼球を挟むように電極をつける眼球運動図が眼球運動を評価するゴールドスタンダードなのだが，脳波でも眼球運動は見える．図2において閉眼すると前頭部（F: frontal もしくは Fp: Frotopolar）の電極が大きく下方向に振れている．ここで大事なことを述べるので，是非覚えてほしい．

1）脳波では上方向が陰性，下方向が陽性．そうなっているのだから仕方ない．受け入れてほしい．
2）眼球は結膜が網膜に比較して陽性に帯電している．これも受け入れてほしい．
3）目を閉じるとベル現象で眼球は上転する．そのために陽性に帯電したものが脳波のF（もしくはFp）の電極に近づいてくるのでFの電極において陽性の活動が記録される．

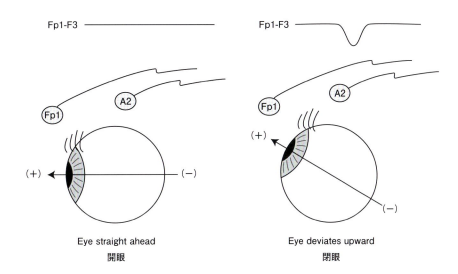

眼球は結膜が網膜に比較して陽性なので，閉眼で脳波電極に対する位置が変化するとともに脳波に変化が生じる

見える！ポイント 4．ギンギンの覚醒はアルファ波よりもベータ波

　図3では瞬目を繰り返していることがわかる．その上，何か「ゴチャゴチャ」細かい波がFのついた電極を中心に見られ，お気に入りのアルファ波が見えにくい．これが「リラックスしていない」覚醒である．覚醒して何かしている状態とも言える．この前頭部に認められる波を，ベータ帯域（12-25 Hz）の周波数をもつのでベータ波と呼ぶ．

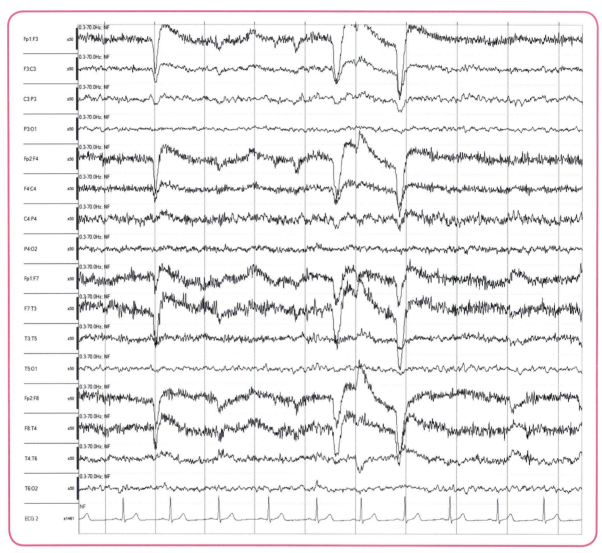

図3…覚醒時の脳波（10秒1ページ）

第1部　正常な睡眠と覚醒

脳波だけでは "見えない" ポイント

見えないポイント

1. アルファ波がない人がいる

第3章　脳波を使った観察1

大変残念なお知らせがある．これだけアルファ波を探せ！アルファ波を知れ！と言ってきたのだが，人類の10%程度にはアルファ波がない，もしくは見つけにくい．これは知性や疾患とは関係ない．ただ，そういう人がいるのだ．

こんな時はドンマイである．他の状況証拠で「覚醒」だと言えば良い．すなわち，瞬目アーチファクトがある（瞬きしながら眠るのは不可能），前頭部にガンガンに筋電図かベータ波が認められる，などなど眠っている時には出現しない現象が記録されているかどうかを見て判断する．

そして，次の章以降で解説するが，実はこのアルファ波がないことは覚醒そのものよりも入眠のポイントを決める時に少々難渋する．リラックスして覚醒して閉眼している入眠の直前の状態があまりはっきりとわからないからである．

23

図4では，瞬目もなければアルファ波もない「いろんな周波数の混じった」脳波だがこれも覚醒の脳波である．どうやってわかるか？少なくとも睡眠段階N2やN3でないことはわかることと，前後の脳波やビデオなどが当てになる．この判定は案外に難しい．だから正確な判定には他の筋電図などのパラメータが必要になってくる．

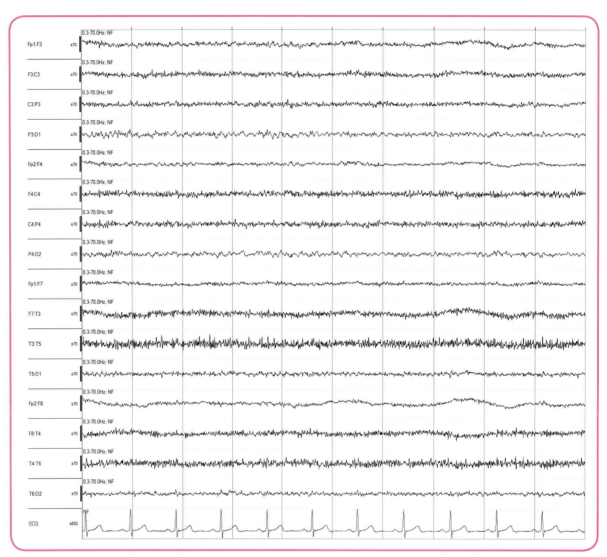

図4…アルファ波がはっきりしない覚醒脳波（10秒1ページ）

第1部　正常な睡眠と覚醒

コラム❸　一見「意識障害」なのに脳波で明らかに「覚醒」だと分かった場合

　脳波が読影できるようになると脳活動をリアルタイムで観察できることは上にも述べた．そして，時々「私は脳波が読めます」と言っていると「意識障害」を脳波で評価してくれるようにコンサルトを受けることがある．そして見た目は意識障害だが，脳波上はどう見ても覚醒していることがわかってしまうことがある．それは患者にとって素晴らしい喜ぶべきこと（昏睡よりも覚醒の方がいいに決まっている）なのだが，なかなか難しい状況に追い込まれることがある．患者は理由があって（何かから逃れたくて）そういう症状を呈しているからである．

　そんな時どうすれば良いのだろうか？まず，脳波所見を担当の医師に伝える．これは当たり前だし，それほど難しくもない．その次にどうするべきだろうか？その次も当たり前のことだが，診断をつけることだ．これは DSM Ⅳ における身体表現性障害，DSM Ⅴ における身体症状および関連障害と呼ばれる病態である．ただし，意識障害で生命の危険がある訳ではない．この時に患者に対して嘲笑したり憎悪の念を持つことは厳に慎まねばならない．もちろん会話が聞こえている可能性が高いので会話にも細心の注意が必要になる．そう，**脳波を通じて脳の機能を評価することは，精神科の領域に足を踏み入れる覚悟が必要になるのだ**．

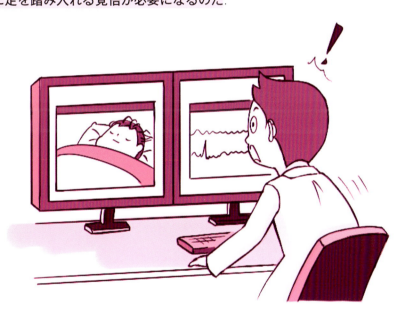

第3章　脳波を使った観察1

25

第4章 脳波を使った観察2　覚醒〜睡眠移行期

はじめに知っておくべきこと

　覚醒から睡眠への移行は通常，覚醒からNREM睡眠への移行を意味する．これは当たり前のようでいて実は睡眠の生理上非常に重要なポイントである．第2部第5章で後述する睡眠潜時反復測定検査（Multiple Sleep Latency Test: MSLT）は，この基本的なことを理解していることが求められる．

　通常の脳波検査で記録される午睡でも，この覚醒〜NREM睡眠移行期は観察される．覚醒とNREM睡眠という2つの異なるシステムがダイナミックに入れ替わるこの瞬間は，年齢によって特徴的な脳波上の所見が見られる．睡眠医学では睡眠段階の「スコアリングで使える所見」と「スコアリングで使えない所見」という分け方をするが，日常的に目にすることになるので判別できるようにしておきたい．さらに，脳波だけではこの先に限界が生じるが，その限界を理解することが睡眠ポリグラフ検査の存在意義を理解することに繋がる．

第1部　正常な睡眠と覚醒

睡眠が"見える！"ポイント

1．アルファ波で入眠する瞬間が予想できる

第4章　脳波を使った観察2　覚醒〜睡眠移行期

　アルファ波は確かに覚醒なのだが，第1部第3章でも書いたが何か脳が作業している時には出現しにくい．脳波の教科書には書かれているが，アルファ波は「閉眼」かつ「リラックス」した状態で出現する．「眼を閉じて」「リラックス」すること，それは「入眠前にヒトがすること」とも言える．

　図1の赤い矢印がアルファ波である．

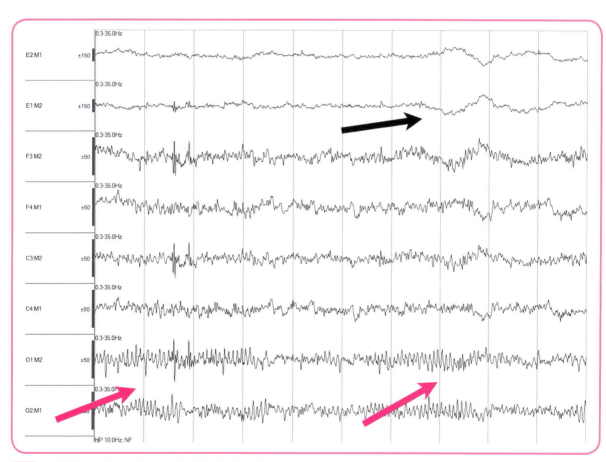

図1　…入眠前のアルファ波の出現（10秒1ページ）

27

2. 緩徐眼球運動で入眠が見える

　緩徐眼球運動（slow eye movement: SEM）とアルファ波の消失が入眠期に見られる変化なのだが，正式にはアルファ波の消失をもって入眠と考えることが一般的である．ただし，SEM の方がアルファ波の消失よりも時間的にわずかに早く生じる．第1部第3章でも述べているようにアルファ波が元々「ない」人がいるので，その場合は SEM をもって入眠として良いのだが，そうするとアルファ波の消失よりも少し入眠が早くスコアされてしまうからだ．あまり大きな差ではないがこれは知っておかねばならない．

　上記の図において黒い矢印でわかるように眼球運動図で SEM が6秒過ぎから認められる．

　図2は図1からの続きだが，SEM が継続して認められている．そして赤矢印でアルファ波が消失する．

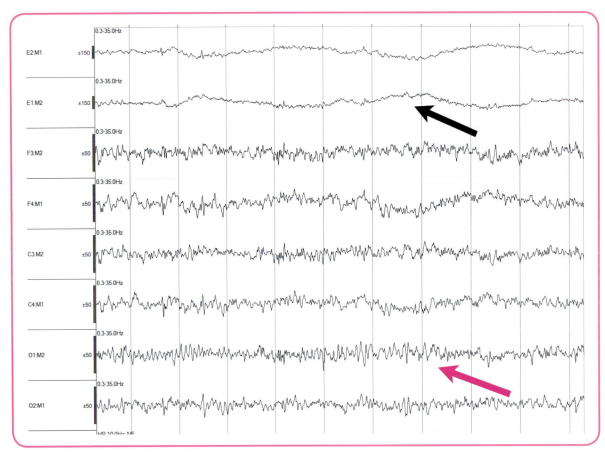

図2…アルファ波の消失（10秒1ページ）

第1部　正常な睡眠と覚醒

3．前頭部と中心部の脳波で NREM 睡眠が見える

　覚醒から睡眠に移行するとN1という睡眠段階になる．AASMの定義では前出のアルファ波の消失をもって，睡眠段階N1（以下N1と略）として良いことになっているが，アルファ波が「なくなる」だけでは心許ないので何かの出現を待ってN1という判定にしたいと思うのは人の常である．その時に役に立つのがV波とシータ波である．

　「今回もどこに出現するか？どんな波か？」をよく覚えて欲しい．

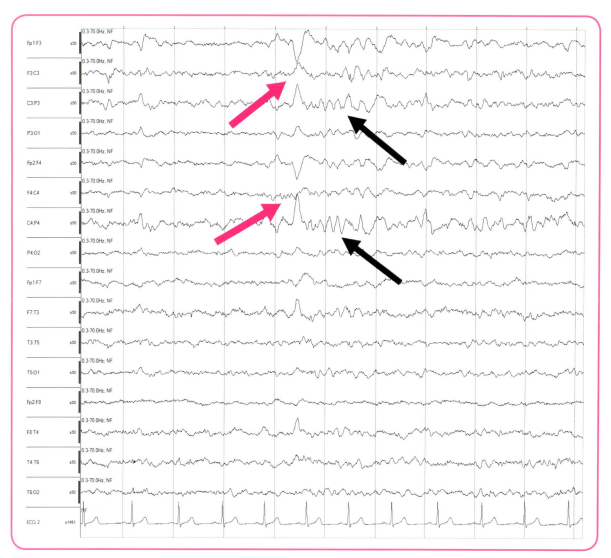

図3…睡眠段階N1の脳波（10秒1ページ）

- V波（vertex sharp wave transient）〔もしくは本邦では hump（瘤波）とも呼ばれる〕：これは vertex という頭頂に（頭頂葉ではない）最大振幅が起きるということなので中心部（Cが付くチャンネル）で見やすい（赤矢印）．
- シータ波：これは 4-7 Hz の θ（シータ）帯域の波なのでこのように呼ばれる．これも中心部（Cが付くチャンネル）を中心に生じる（黒矢印）．

脳波を取っていて睡眠段階 N 2（以下 N 2 と略）に入ることも時折見かける．図 4 a の赤矢印のような K-complex を認めると定義上 N 2 になる．K-complex は二相性で陰性（図における上）に大きな波の後に下向きの小さな波が続く．持続時間が0.5秒以上になる．振幅の大きな波なので見つけやすい．

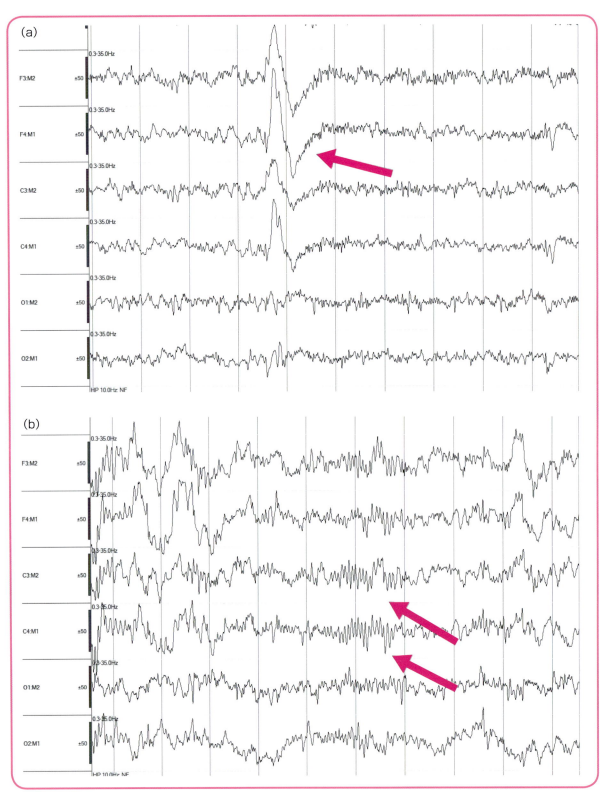

図 4…睡眠段階 N 2 の脳波（10秒 1 ページ）

第1部　正常な睡眠と覚醒

　もしくは図4bのようなsleep spindle（赤矢印）が認められるとN2に入ったと判定される．sleep spindleは紡錘形の11-16Hzの波で，多くは12-14Hzで中心部で見つけやすい．

　この章ではこれ以上の睡眠ステージについては述べない．なぜなら通常の脳波検査は昼間に行われることがほとんどで，これ以上の睡眠ステージに進むことが時間的に難しいからである．あと，どうしてもこの後のPSGの章との内容がかぶるからである．

脳波だけでは"見えない"ポイント

見えないポイント　1．脳波だけでは見分けるのはムリ

脳波だけでは覚醒（W），N1，REM睡眠を見分けることは難しい．第6章で説明するが，オトガイ筋筋電図が必要になる理由はここにある．

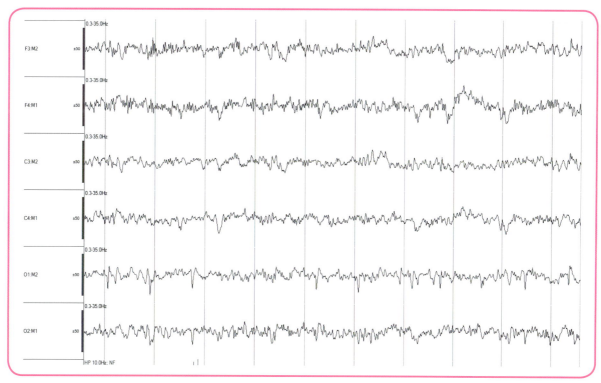

図5 … アルファ波のない覚醒（10秒1ページ）

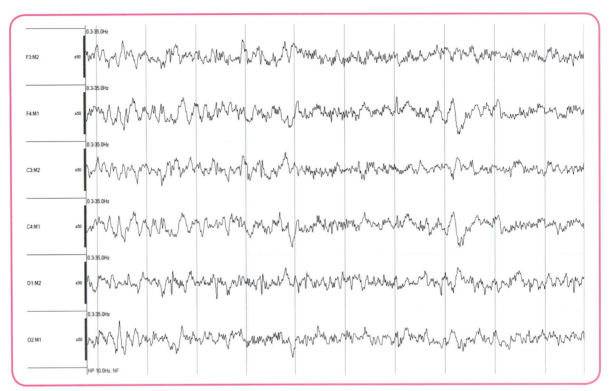

図6…N1（10秒1ページ）

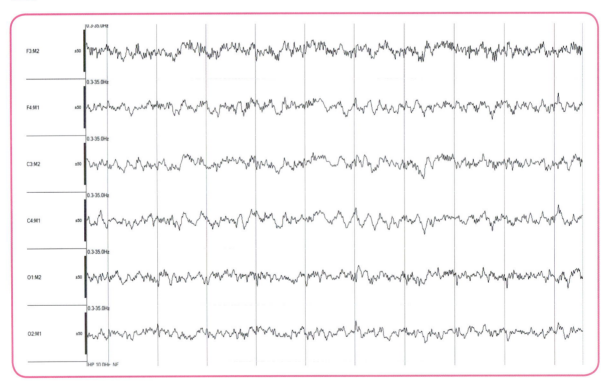

図7…REM睡眠（10秒1ページ）

　言いたいことは，W，N1，REM睡眠のEEGはとても似ているというか，脳波だけでは区別がうまくつかない，ということだ．「いや，できる！」という達人もいるかもしれないが，無理なことはしないほうが良い．

コラム❹ アナログ記録からデジタル記録へ

　脳波検査と睡眠ポリグラフ検査の機器は，どちらにも使えるような汎用性のある機器も多い．基本的に連続する生体信号を記録するということに代わりはないが，脳波の記録は基本的に1ページ10秒，睡眠ポリグラフ検査では1ページ30秒で記録する．さらに，フィルターのセッティングも異なる．しかしながら，最近はソフト上で簡単に設定を変えられるため，特に大きな問題にはならない．それもこれもデジタル記録のおかげである．

　アナログ記録の脳波や睡眠ポリグラフ検査を経験した世代は非常に少なくなっているが，要するに紙記録のことである．アナログとは「連続した」という意味なので記録中それこそ連続的に紙に記録されていく．一方，デジタル記録はそのアナログ記録を数字として記録し，それをあたかも連続的な線に再現して見せている．

　サンプルする頻度（これをサンプルレートという）が1秒間に100とか500というサンプルレートなのでパッと見たかぎりでは「点」ではなく「線」に見えてしまうのである．これにより記録の後にページ送りを1ページ10秒にしたり30秒にしたり，好きなようにチャンネルを組み替えたりすることが可能になっているのだ．

　さらに，紙でプリントアウトしなくて済むのでマシンが小さくなり，ポータブルになった．最近では手のひらサイズの睡眠ポリグラフ検査機器も増えてきている．最近めっきり見なくなったアナログ記録された脳波や，睡眠ポリグラフ検査を見ることがあれば是非見て欲しい．「ああ，ここからサンプルして再構築しているのがデジタル記録か，，，」という思いを共有してもらえれば幸いである．

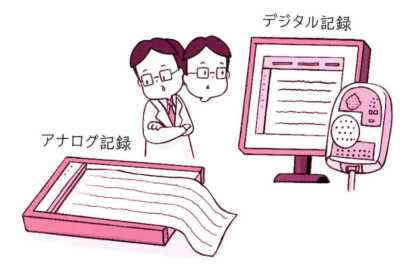

第5章 PSGを使った観察1

はじめに知っておくべきこと

　第3章と第4章で脳波上の入眠期に認められる変化を説明したが，そこから正常の睡眠はNREM睡眠（Stage N）に進む．正常な睡眠覚醒の場合，覚醒の次にはNREM睡眠が出現する．そして，NREM睡眠にはN1，N2，N3という段階が設けられている．このNの後の数字が大きくなればなるほど「深い睡眠」だと言われているが，この睡眠の深さという概念はなかなか難しい．

　確実に言えることは入眠から時間がより経過して，覚醒しにくくなっていくことだ．NREM睡眠が90分ほど経過するとREM睡眠が出現する．「覚醒からNREM睡眠，そしてREM睡眠」という順番が **とにかく正常な睡眠の順序** だと覚えておいてほしい．そして，この覚醒-NREM睡眠-REM睡眠の周期がだいたい60-90分で繰り返され，睡眠が経過して行く．

　ここからはPSGを用いた睡眠の観察を解説するが，脳波は依然として重要なパラメータである．ただし同じシグナルを対象にしていても，主にてんかん，異常な脳機能を検出するための脳波検査と睡眠を観察することに特化したPSGは異なる点がある．眼球運動図とオトガイ筋筋電図が標準装備される．

睡眠が"見える！"ポイント

1．30秒1ページの世界で見えるもの

　PSGでは30秒1ページを基本に解析をする．30秒を1エポック（epoch）と呼び，このエポック毎にW（覚醒），N1，N2，N3，Rという睡眠段階を決定していく．以下に通常の脳波検査における10秒1ページとPSGの30秒1ページを載せる．

　脳波を読むことに慣れた人間からすると30秒1ページになると「何もかも尖って見える（棘波，鋭波に見えてしまう）」がこればかりは慣れてもらうしかない．睡眠医学の世界に足を踏み入れると決めたのだからPSGの30秒1ページに目を慣らして欲しい．

第1部 正常な睡眠と覚醒

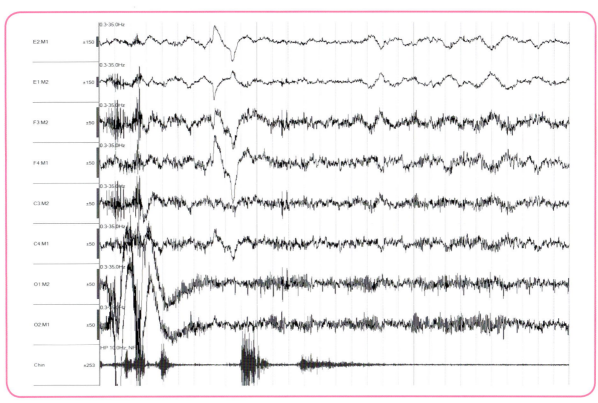

図1…30秒1ページのW

O1-M2，O2-M1のチャンネルにリズミカルな波を認めるのだが，圧縮されているので正確な周波数を目視では数えにくい．

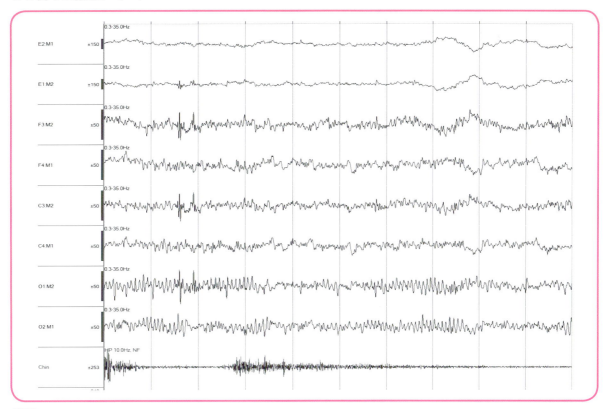

図2…10秒1ページのW

図2のように10秒1ページだとO1-M2，O2-M1のチャンネルに10-11Hzのアルファ波を認めることがよくわかる．

では，なぜPSGが10秒1ページだと不便なのか？その理由は以下に示す．

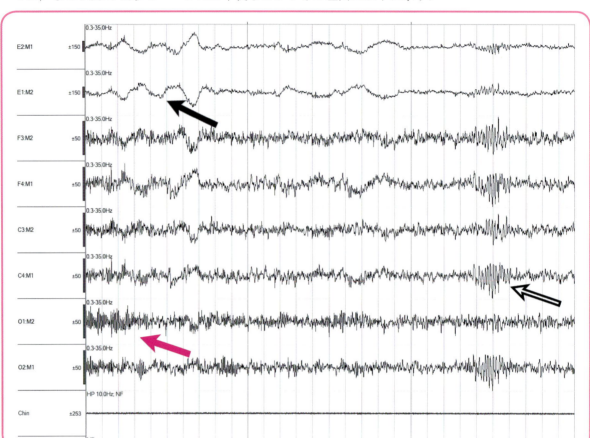

図3 ･･･ WからN1への移行時の脳波（30秒1ページ）

図3では最初の10秒間にアルファ波（赤矢印）を認めるが，中間の10秒間では減衰し中心部にシータ波が出現し始める．ちなみに上の2つのチャンネルは眼球運動図だが，緩徐眼球運動（slow eye movement: SEM）が認められる（黒矢印）．最後の10秒間でシータ波がバーストとなって出現している（白抜き矢印）．これらをまとめて言えば「覚醒からN1への移行期」と言うことになるが，30秒1ページだと全てが1ページにまとまって見ることができる．

上の図を10秒1ページに分解すると以下のように3ページにわたることになる．

第1部　正常な睡眠と覚醒

第5章　PSGを使った観察1

まず，アルファ波とSEMがあって……

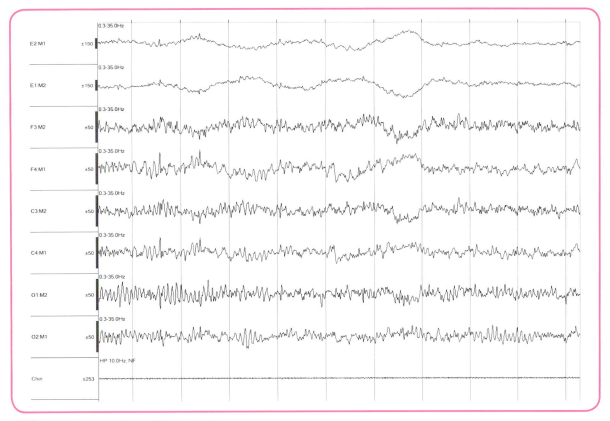

図4…図3の最初の10秒（10秒1ページ）

アルファ波がなくなって中心部にシータ波が出現し始めて……

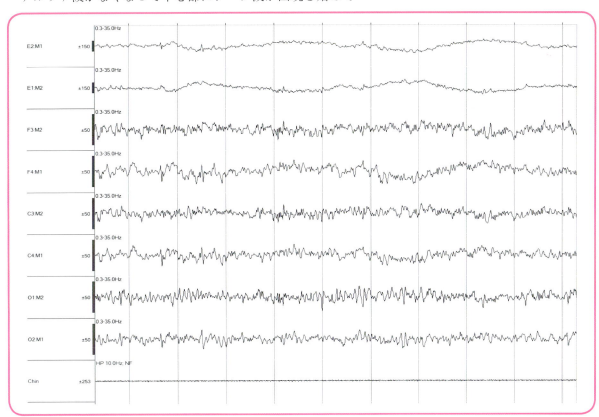

図5…図3の中間の10秒の脳波（10秒1ページ）

さらにシータ波のバーストがはっきり見える．
そう，3ページにもわたっているので頭の中で再構築しにくく，流れが掴みにくいのだ．

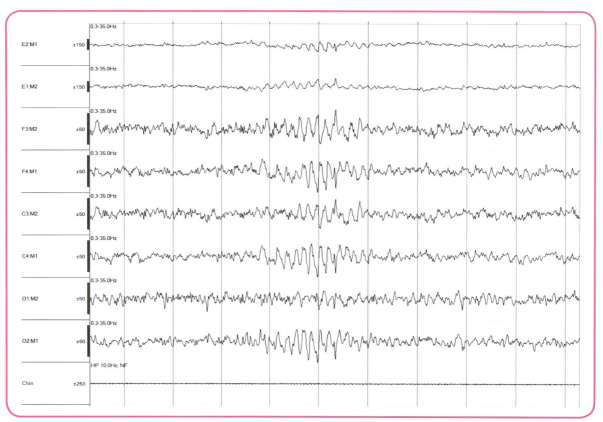

図6…図3の最後の10秒の脳波（10秒1ページ）

第1部　正常な睡眠と覚醒

2．V波とシータ波でN1が見えてくる

　N1の定義は覚醒時に見えるアルファ波やベータ波が見えないことが肝心なのだが，次に出てくるN2に見えるsleep spindleやK-complexが見えないことも定義とも言える．すなわちN1はN2にすみやかに移行する睡眠段階なのである．

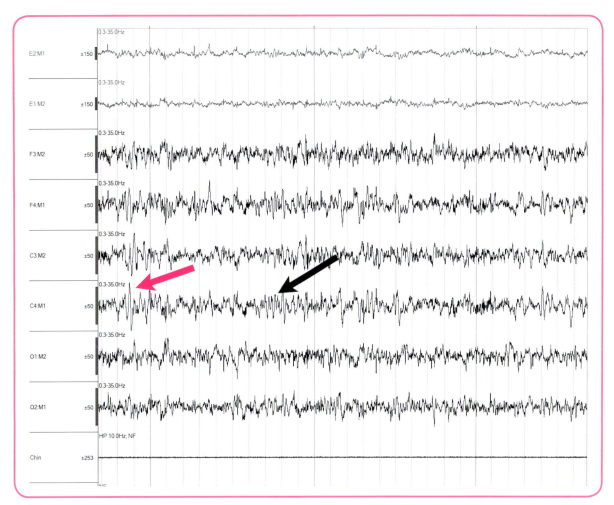

図7…30秒1ページのN1

　赤矢印にV波，黒矢印でシータ波が見られる．個人的な感想だが，シータ波は「とりとめのない」感の強い波で「これだ！」という感覚があまりない．

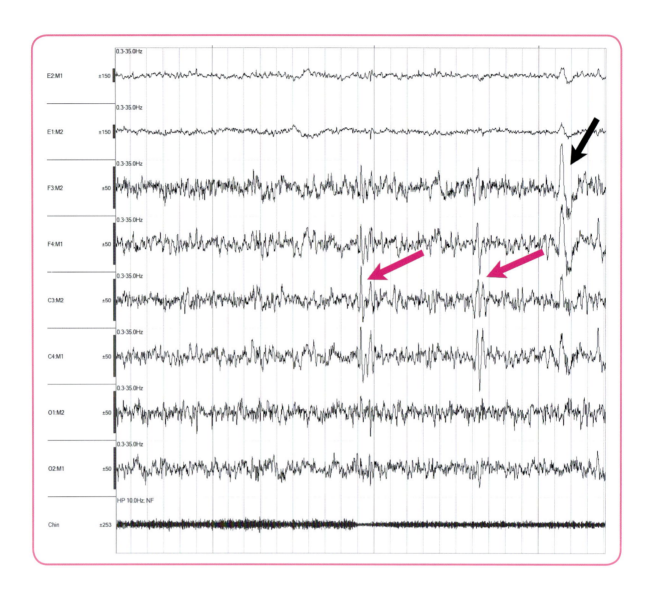

　赤矢印のようにV波が中心部に出現している．実はこの図では大部分がN1を示しているのだが，最後の3秒のところでK-complex（黒矢印）が出現している．N1が速やかにN2に移行することを示している．

　前章の10秒1ページに見るとわかりやすいが，30秒に圧縮するとV波は「なんだか尖った波」程度に見えて，あまり目立たなくなる．

第1部 正常な睡眠と覚醒

3．Sleep spindle と K-complex で N 2 以上

　Sleep spindle か K-complex が見えると N 2 の始まりだ．N 2 は安定した睡眠で次の睡眠段階に移るまで時間がかかる．そして，この波は N 3 でも消えることなく存在する．これが「ない」のは N 1 と覚えておいてほしい．

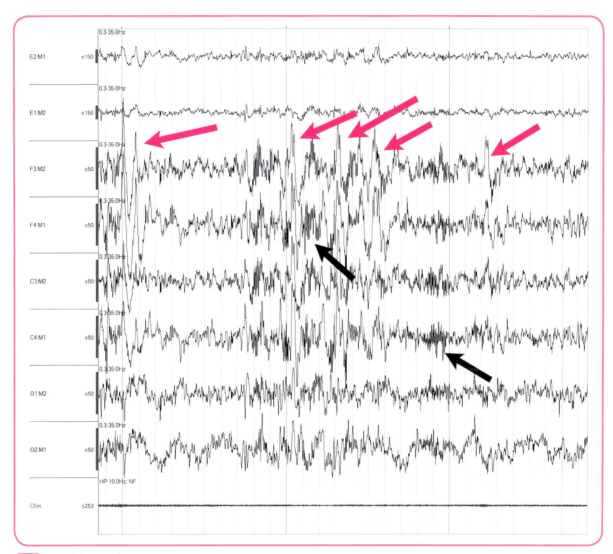

図8⋯30秒1ページの N 2
　　赤矢印が K-complex で，黒矢印が sleep spindle である．K-complex は二相性で陰性（図における上）の大きな波の後に下向きの小さな波が続く．持続時間が0.5秒以上である．この図を見てわかるように大きな波の後に sleep spindle が付属していることもよく見かける．

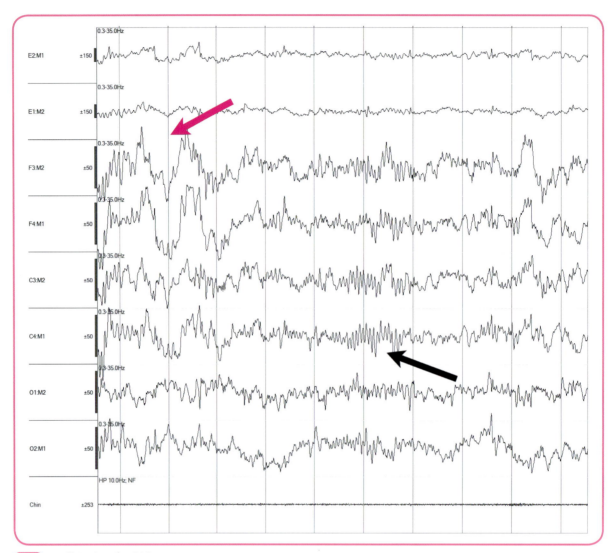

図9 10秒1ページのN2
第4章でも示したが一応比較のために10秒1ページのN2も載せておく．赤矢印がK-complexで，黒矢印がsleep spindleである．

第1部 正常な睡眠と覚醒

4．高振幅デルタ波でN3が見える

高振幅デルタ波（0.5-2 Hz）が20％以上存在する時に睡眠段階N3とスコアする．この時の「高振幅」は75μV以上であるが，これはPSGの感度設定で見え方が変わる．慣れないうちは75μVのラインを表示してくれる機能を使うと良い．

これは以前，NREM stage 3，NREM stage 4と呼ばれていたNREM睡眠を合わせたものである．

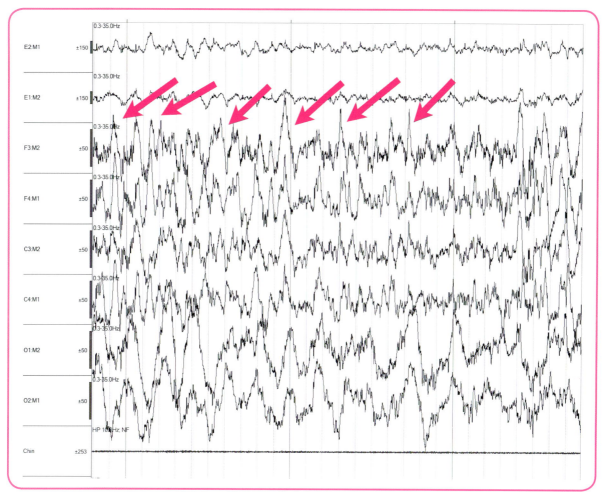

図10…30秒1ページのN3（75μVのラインなし）

赤矢印にデルタ波が認められる．高振幅かどうかはパッと見では感度が変更されていることもあるので，直感で決めるのは危険である．

多くのPSGのソフトでは75μVのラインを表示する機能がある．そのため，以下のように表示させると，確かに75μV以上の振幅になっていることが確認できる．

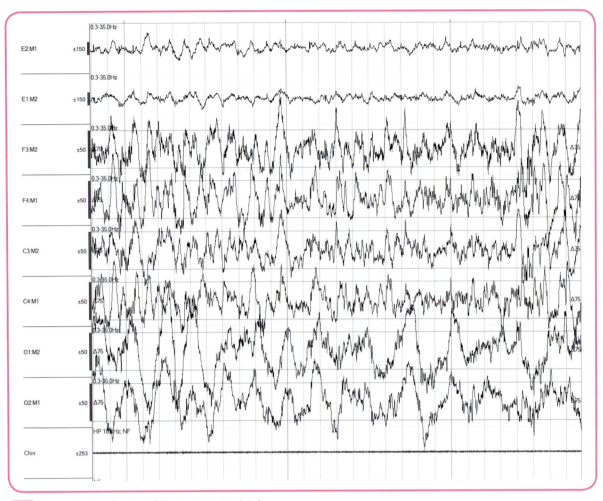

図11…30秒1ページのN3（75μVのラインあり）

第1部　正常な睡眠と覚醒

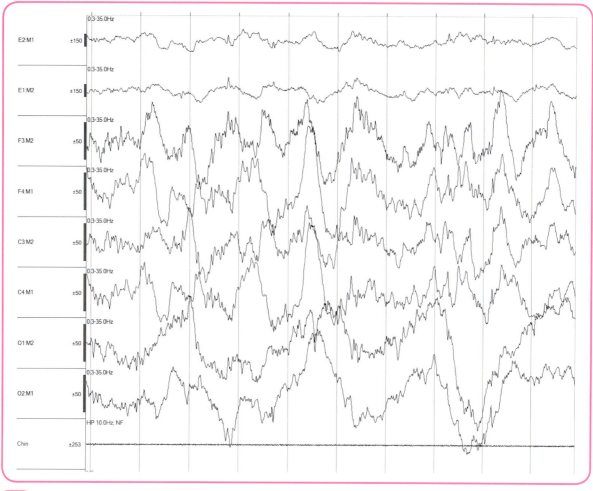

図12 …10秒1ページのN3

　一応，10秒1ページのN3を掲載するが，特にこちらの方が読みやすいということはない．デルタ波は30秒で多少圧縮しようと問題なく視覚で認識できる．

> **ここ大切！**
>
> 　N2とスコアする時に使ったsleep spindleとK-complexが，N3をスコアする時の高振幅デルタと一緒に見える時はどうスコアすればいいのか？疑問があるかもしれない．というかそれは実は当たり前に存在する．よく言われることだが，「sleep spindleやK-complexが存在しない睡眠段階は定義上N1だけ」である．これらがあると「N1とスコアしてはいけない」と考えれば良い．その上で高振幅デルタが20％以上出現すれば，容赦なくsleep spindleやK-complexがあろうとN3とスコアするのだ．次の章でREM睡眠にも言及するが，REM睡眠中にもsleep spindleっぽい波が見えることがあるが，問題にならない．他のパラメータがREM睡眠を示唆すればREM睡眠とスコアする．

第5章　PSGを使った観察1

45

PSGだけでは"見えない"ポイント

見えないポイント　1．第一夜効果の問題

PSGには沢山の電極をつける．詳しく睡眠を見ようとすればするほどパラメータは増え，電極は増えていく．その結果，検査による不快感は増し，睡眠検査で眠れない，もしくは普段とは全然違う時間に寝たり，目が覚めたりする．このことを第一夜効果（first night effect）と呼ぶ．あくまでも，PSGは「検査室での睡眠であること」を常に頭の片隅に置いていないといけない．

見えないポイント　2．長期間の睡眠覚醒リズム

PSGは基本的に一晩の検査である．一晩を長いと考えるか，短いと考えるかは問題となっている事象による．例えば「毎晩生じる問題」ならばおそらく一晩の検査で十分捉えることができるだろう．ただし，1週間，1ヵ月に1度生じるような問題には適していない．

コラム❺　● 夜，検査することで見えるもの ●

　当たり前のことだが，PSGは夜検査する．これまた当たり前だが，夜のシフトワークで働く人以外，夜眠る人がほとんどだからだ．睡眠というのは極端な話をすると環境が変わったり，電極をつけられたり，緊張すると「眠れない」ことも多くあるので，日中の脳波検査では睡眠が記録されないことも多い．そして，睡眠というのは成人では7-9時間生じるものなので，30-40分程度の記録時間の脳波検査では当然捉えられない現象も多い．特にN2，N3と睡眠段階が進むのだが，N3まで到達するのに30分以上はかかるのでN3を通常の脳波検査では観察することも少ない．もちろん，夜に睡眠検査をするのは大変だ．患者は検査室で眠るのだが，検査する技師は夜間に勤務することになる．「夜に検査室を稼働させる」必要があるのだ．これは思っている以上に大変なことで日本では多くの睡眠検査が入院病棟で行われているのも，この理由からである．

　このような困難を乗り越えて睡眠検査をするのだが，やはり直接PSGを用いて患者の睡眠を観察することは大きな発見がある．機会があれば是非，睡眠検査を直接観察してもらいたい．まさに「百聞は一見に如かず」ということがわかっていただけると思う．そして，この本に戻って来て解説を読む，ということを繰り返して欲しい．それこそが「睡眠医学を学ぶこと」なのである．

第6章 PSGを使った観察2

はじめに知っておくべきこと

　第3章，第4章で脳波を使った睡眠の解説をした．睡眠を評価する上で脳波は非常に重要であることがわかってもらえたと思う．しかし，ではなぜ睡眠医学において脳波で満足することなくPSGが開発されてきたのか？そこにはいくつかの理由がある．

　まず，検査する時間帯が異なる．これは睡眠における非常に大きな要素である概日リズムの問題がかかわってくる．通常，脳波検査は特別な場合を除き（てんかんモニタリング検査など），日勤帯に行われることが多い．そこで記録される睡眠は「午睡」であって夜間の睡眠とは異なる．さらに，その結果REM睡眠（もしくは睡眠段階R）を記録できるかどうかが大きく変わってくる．REM睡眠は概日リズムに従って夜間睡眠の後半，すなわち明け方にかけて出現しやすくなる．REM睡眠を午睡で記録することは難しい（というか，まずありえないと思っていて良い）．

　そのためにPSGには脳波に加えて眼球運動図，オトガイ筋筋電図が装着されREM睡眠を記録する十分な備えが必要になる．そこに，睡眠医学でコモンな疾患である閉塞性睡眠時無呼吸症候群（obstructive sleep apnea syndrome: OSAS）を記録するためのセンサー，下肢の筋電図を付け加えて標準的なPSGが組み上がる．まず，REM睡眠を記録するためPSGがどのように工夫されているかを解説したい．

睡眠が"見える！"ポイント

 1．REM睡眠における脳波の変化が見える（ような気がする）

　次のページの脳波を見てほしい（図1）．初学者にとってみると「何が言いたいの？」と言われても仕方ない脳波かもしれないが，できる限りよく見てほしい．

第1部　正常な睡眠と覚醒

第6章　PSGを使った観察2

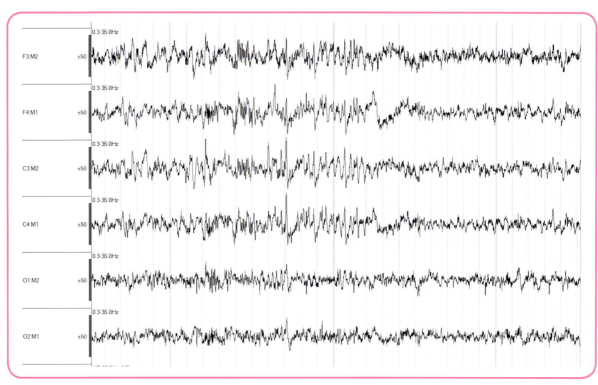

図1…30秒1ページの脳波だけのエポック

　赤実線の前後を見比べてほしい（図2）．赤実線の後で背景脳波の振幅が低くなっていることがわかってもらえると思う．これはNREM睡眠からREM睡眠へと移行したのだが，REM睡眠の脳波は低振幅混合周波数脳波という定義だけなので「NREM睡眠から変化した！」というのはわかる．しかし，果たしてN1でも覚醒でもなくREM睡眠かどうかを断言するのは難しい．

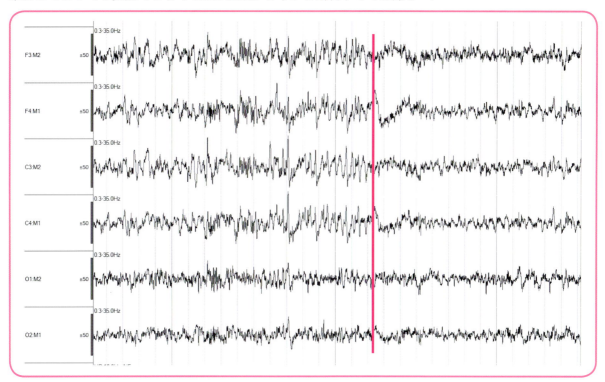

図2…30秒1ページの脳波だけのエポック

2. REM睡眠における筋電図の変化が見える

　図3は図2と同じ30秒のエポックにオトガイ筋筋電図を追加したものである．赤矢印で筋電図が急激に低下していることがわかる．筋肉の脱力が起こるわけだが，これを atonia と呼び，REM 睡眠における重要な特徴の1つである．

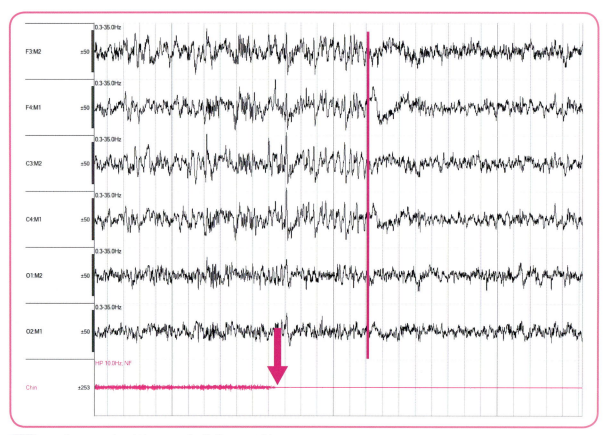

図3 ⋯30秒1ページの脳波にオトガイ筋筋電図を追加

　参考までに，次のページに覚醒，NREM 睡眠，REM 睡眠におけるオトガイ筋筋電図の変化を載せておく（図4-6，すべて30秒1ページ）．

図4では覚醒時の脳波とオトガイ筋筋電図．脳波は周波数が入り混じった混合脳波なのだが，筋電図の振幅は一定ではなく，様々に変化している．

図5を見てほしい．脳波ではK-complex, sleep spindleが確認されるのでN2である．さらに，筋電図の振幅は高くも低くもなく安定している．

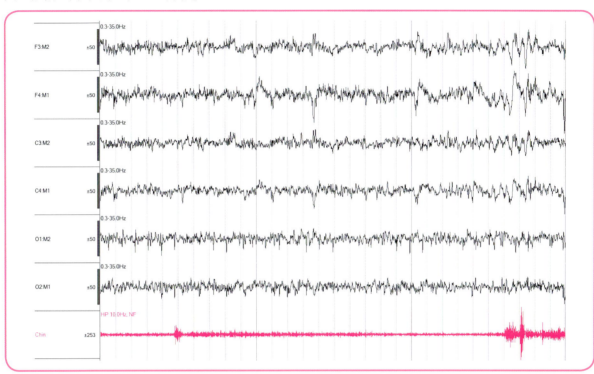

図4 … 覚醒時の脳波とオトガイ筋筋電図（30秒1ページ）

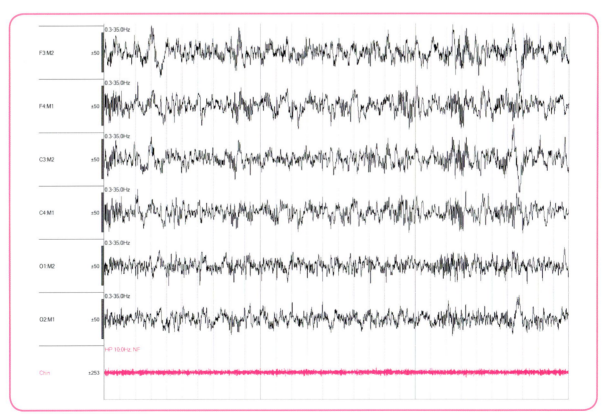

図5 … NREM睡眠時の脳波とオトガイ筋筋電図

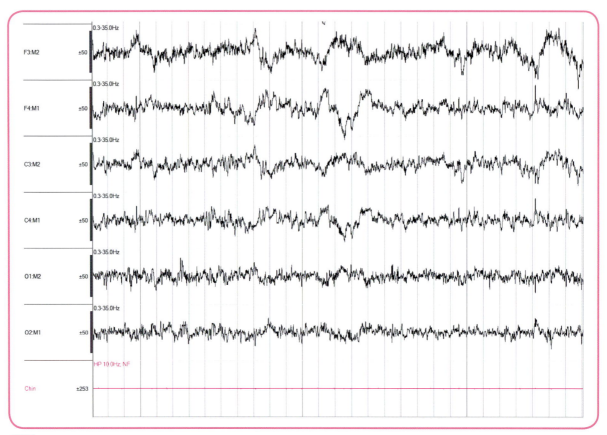

図6 … REM睡眠の脳波とオトガイ筋筋電図（30秒1ページ）

　図6（REM睡眠）を見ると，脳波は図5（NREM睡眠）と違うことは明らかだが，図4（覚醒）と区別が難しい．しかし，筋電図が「糸をひいた」ように振幅が平坦になっていることがわかる．ちなみに，図4-6は同一人物で筋電図の感度は変えていない．

第1部　正常な睡眠と覚醒

3．REM睡眠における眼球運動の変化が見える

　REM睡眠はREMという名のごとく急速眼球運動が認められる．これは「REMがあればREM睡眠で決まり」なのだが，なくてもREM睡眠ではないと言い切れないことが悩ましい．それは以下に説明するが，tonic REMという眼球運動がない時間があるからである．

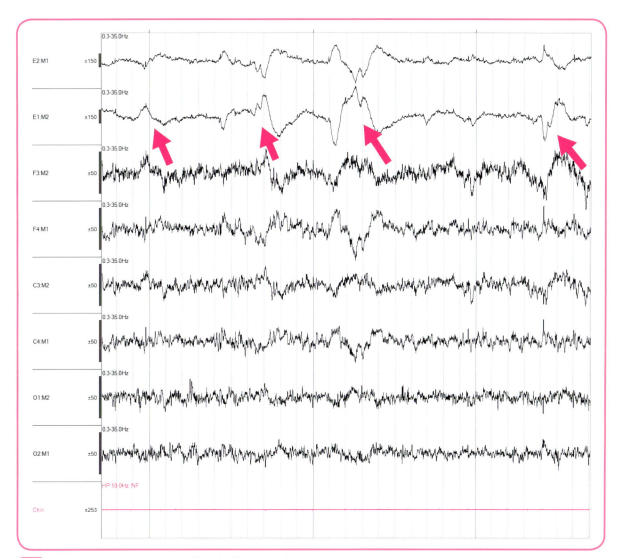

図7　REM睡眠における眼球運動図（30秒1ページ）

　赤矢印が急速眼球運動だが，図8に比べての急速（rapid）具合をよく見てほしい．PSG記録の眼球運動図は米国の睡眠ラボでは最初の2つのチャンネルに配置されているが，日本では脳波の下に配置されていることが多い．ルーチンの脳波の判読と同じく，常に誘導がどうなっているかを確認してからデータを見るのはPSGも同じである．

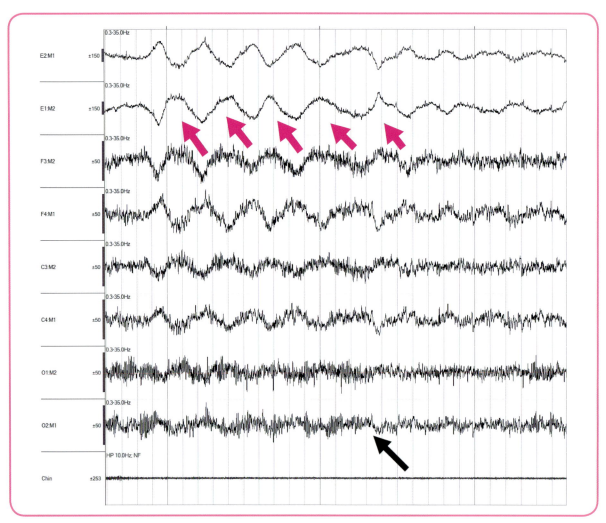

図8 … 覚醒からN1への移行期に認められる緩徐眼球運動（SEM）（30秒1ページ）

　赤矢印がSEM，黒矢印がアルファ波が消失するポイントである．SEMはアルファ波より早く生じることが知られている．アルファ波がない人においてはSEMをN1の開始としても良いとされているが，その場合，睡眠の開始が通常の「アルファ波の消失」を用いる場合よりも早くなる．

第1部 正常な睡眠と覚醒

第6章 PSGを使った観察2

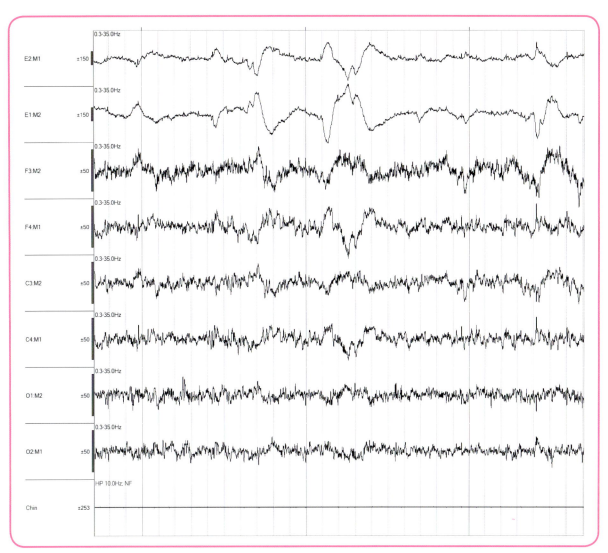

図9 … Phasic REM に分類できる REM 睡眠（30秒1ページ）

　REM 睡眠には急速眼球運動が見られる phasic REM と呼ばれる時間と急速眼球運動が認められない tonic REM と呼ばれる時間がある．REM があるかどうかに関わらず REM 睡眠なのでややこしいのだが，だからこそ脳波と筋電図と合わせて判断することが必要なのである．まず，図9と図7は全く同一の PSG 記録の一部であるが，phasic REM と判定できるページである．

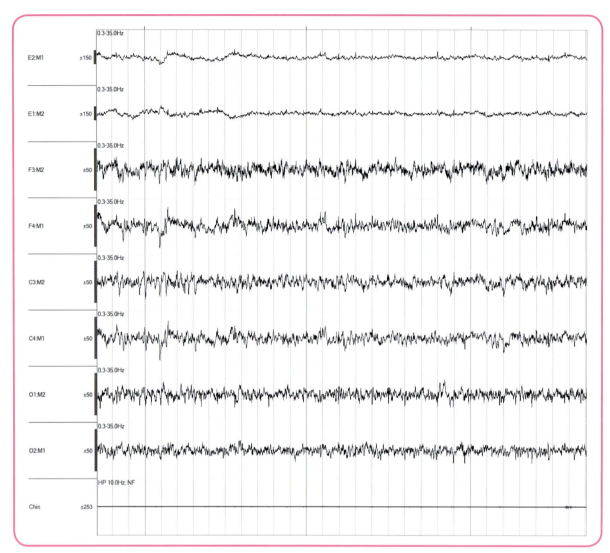

図10… tonic REM に分類できる REM 睡眠（30秒1ページ）

　Tonic REM で最初の10秒間少しだけ眼球が動いた後，眼球運動が認められなくなる．これも REM 睡眠であるが，tonic REM と判定できる．

第1部　正常な睡眠と覚醒

　4．ヒプノグラムで睡眠の美しい流れが見える

　ヒプノグラム（hypnogram，日本語では睡眠経過図とも呼ばれている）という言葉は少し聞きなれないかもしれない．PSGの睡眠段階をスコアすると，最近のソフトでは自動的に覚醒，REM睡眠，NREM睡眠の様子を以下ようなグラフにして表してくれる．PSGの一部として考えられるが，一晩の変化を1ページにまとめて表示してくれるので，REM睡眠が時間経過につれて徐々に持続時間が増えていく様や，逆にN3が減っていく様がよくわかる．

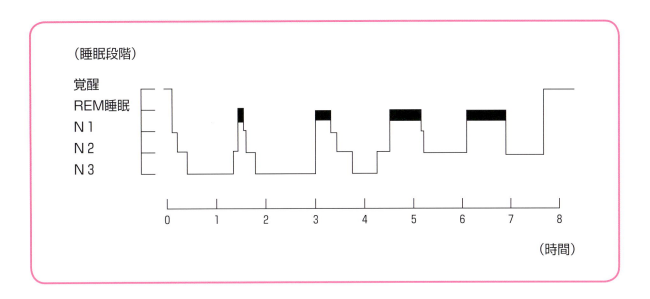

睡眠が"見えない"ポイント

　1．あなたの興味のあるパラメータはないかもしれない

　PSGはポリソムノグラムというだけあって，沢山のチャンネルがある．しかし，全ての生理検査が標準で装備されているわけではない．例えば脈拍は測定するが，血圧は測定しない．ただし，必要があれば追加することは可能だ．そうやってPSGはカスタマイズされ，その上で淘汰を経て現在の形になってきた．

コラム❻ ● 睡眠医学と快眠法の違い ●

　巷には「こうすれば快眠できる」だの「○○式睡眠法」だのという本が溢れている．患者がこういう本を読んで医師に質問することも多い．こういう本を我々は快眠本と呼んでいる．こうした本に掲載されている方法の中には論文の裏付けがあるものもないものもあるが，睡眠医学との一番の違いは「対象となる興味の方向」が違うということである．

　快眠法の対象は「自分の睡眠」である．一方，睡眠医学の対象は患者をはじめとする「他人の睡眠」である．すなわち，「他人の睡眠」をいかに評価し，介入するかということが睡眠医学の条件とも言える．快眠法では「自分の睡眠」を良くして長生きしよう，ビジネスで勝ち抜こうという動機に帰着する．

　この本の動機は「他人の睡眠を観察する」ことであるが，その先に「他人の睡眠に介入し，それを改善させる」ということがある．それを常に意識しておくことが「医学」である睡眠医学に必須である．自戒も兼ねて言いたいのだが，睡眠の観察はいつもエキサイティングで好奇心を掻き立てられるものだが，医学を自認するには興味の先に患者の治療が究極の目的であることを忘れてはならない．

第2部

睡眠関連疾患をどうみるか？

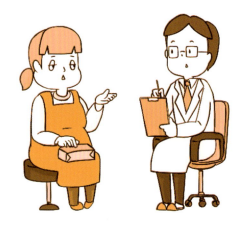

第1章 「眠い」をどう診るか？

はじめに知っておくべきこと

　さて，この章から具体的な睡眠関連疾患をいかに診るかを述べていこうと思う．睡眠外来を受診する患者からの「眠い」という訴えは，最も頻繁に遭遇するものの1つである．これらをどのように診るかを学ぶことは睡眠医学の根幹をなす．「眠い」という訴えをできる限り量的に評価しようという試みで種々の質問票が開発された．さらに，原因検索をするためにどう考えるかを学ばねばならない．

　やっぱり睡眠検査！と飛びつきたくなるのだが，それだけでは眠気の評価として充分ではない．

　「眠い」という訴えは大きく分けて4つの問題がありうる．

　　　1）睡眠時間（睡眠の量）の不足　　　3）睡眠の質の低下
　　　2）睡眠相の異常　　　　　　　　　　4）覚醒機能の低下

1）は睡眠時間（睡眠の量）が不足しているので，それを正常に検知して眠気として感じている．
2）は本来その人にとって眠る時間帯に起床せねばならないので眠気として感じている．
3）睡眠時間（睡眠の量）は足りているが質が悪いために眠気と感じている．
4）は脳疾患や薬剤によって覚醒が抑制（もしくは睡眠が増強）されている状態である．

睡眠が"見える！"ポイント

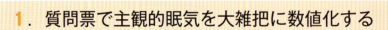

1. 質問票で主観的眠気を大雑把に数値化する

　昨今の睡眠診療で最も用いられているのがエプワース眠気尺度質問票である[1]．日本語版も出版されているが，基本的なコンセプトは色々な状況を設定して，うとうとする可能性を尋ねる8つの質問から自覚的眠気を数値化する[2]．

　コントロールの成人で11以上の値を示さなかったので，カットオフは10に設定されている（10までが正常としているのだが，元論文の症例数は少なく，多数例で比べると重なりが生じる）[1]．

　実はこの眠気尺度には色々な批判がある．まず，眠気のゴールドスタンダードの検査である睡眠潜時テスト（MSLT）との相関が認められないという報告が多いことである[3-5]．さらに，車の運転の有無など文化や生活習慣に依存するため，個人間の比較には注意が必要である．「どの国で，どんな生活をしている人なのか？」をよく考慮せねばならない．そのため，同じ個人の眠気の変化を経過観察する際に使用する方が適切ではないかと思われる．さらに，①眠気に慣れると眠気を自覚しなくなったり，②眠気を眠気以外の症状として訴えたり（イライラするなど），③仕事に不利になる，眠気を怠惰だと思っているなどの理由で眠気を素直に表現することへの抵抗があったりする．

第2部　睡眠関連疾患をどうみるか？

　これらの質問票は，眠気の程度を大雑把に数値化したものであって診断をつけるものではないということである．特に睡眠時無呼吸症候群を診断するツールだと思っている人が多いが大間違いである．以下の質問票は，関西電力病院睡眠関連疾患センターの立花直子先生による ESS の翻訳と追加修正版である．色々な状況，疾患で眠気があると判定されている．

　あくまでも診療の中のツールとして使用されており，この数値のみで判定しているのではないことに注意が必要である．

第**1**章

「眠い」をどう診るか？

もし、以下の状況になったとしたら、どのくらい**うとうとする**（数秒〜数分眠ってしまう）と思いますか。**最近の日常生活**を思いうかべてお答えください。

以下の状況になったことが実際になくても、その状況になればどうなるかを想像してお答えください。
1）〜11）の各項目について、右の番号で当てはまるものを一つだけ〇で囲んで下さい。

	うとうとする可能性はほんどない	うとうとする可能性は少しある	うとうとする可能性は半々ぐらい	うとうとする可能性が高い
1) 座って何かを読んでいるとき（新聞、雑誌、本、書類など）	0	(1)	2	3
2) 会議、映画館、劇場などで静かに座っているとき	0	1	2	(3)
3) 乗客として1時間続けて自動車に乗っているとき	0	1	2	(3)
4) 昼食をとった後（飲酒なし）、静かに座っているとき	0	1	2	(3)
5) 夜、テレビを見ているとき	0	(1)	2	3
6) 午後に横になって、休息をとっているとき	0	1	2	(3)
7) 座って人と話をしているとき	(0)	1	2	3
8) 車の中にいて、渋滞などのために数分間止まっているとき	0	(1)	2	3
9) 食事をとっているとき	(0)	1	2	3
10) 近所の人や知り合いと立ち話をしているとき	(0)	1	2	3
11) 入浴中、湯船につかっているとき	0	(1)	2	3

図1…睡眠（量）不足の22歳男性〔ESS（上記の質問票で最初の8問）換算で15点〕

もし、以下の状況になったとしたら、どのくらい**うとうとする（数秒～数分眠ってしまう）**と思いますか。
最近の日常生活を思いうかべてお答えください。

以下の状況になったことが実際になくても、その状況になればどうなるかを想像してお答えください。
1)～11) の各項目について、右の番号で当てはまるものを一つだけ〇で囲んで下さい。

	うとうとする可能性はほんどない	うとうとする可能性は少しある	うとうとする可能性は半々ぐらい	うとうとする可能性が高い
1) 座って何かを読んでいるとき（新聞、雑誌、本、書類など）	0	(1)	2	3
2) 会議、映画館、劇場などで静かに座っているとき	0	1	(2)	3
3) 乗客として1時間続けて自動車に乗っているとき	0	(1)	2	3
4) 昼食をとった後（飲酒なし）、静かに座っているとき	0	(1)	2	3
5) 夜、テレビを見ているとき	0	1	2	(3)
6) 午後に横になって、休息をとっているとき	0	1	2	(3)
7) 座って人と話をしているとき	(0)	1	2	3
8) 車の中にいて、渋滞などのために数分間止まっているとき	0	(1)	2	3
9) 食事をとっているとき	(0)	1	2	3
10)近所の人や知り合いと立ち話をしているとき	(0)	1	2	3
11）入浴中、湯船につかっているとき	(0)	1	2	3

図 2 …62歳女性パラソムニア（ESS 換算で12点）

第2部　睡眠関連疾患をどうみるか？

　図3のように，ナルコレプシーでやはり高くなる傾向があるが，だからと言って診断できるものではない．「ん，なんだこの強い眠気は？」と訝しく思う．エビデンスというより心証形成して次のステップに繋げていく．具体的にはPSGだけでなくMSLTもオーダーすることを検討する．

もし、以下の状況になったとしたら、どのくらい**うとうとする（数秒～数分眠ってしまう）**と思いますか。
最近の日常生活を思いうかべてお答えください。

以下の状況になったことが実際になくても、その状況になればどうなるかを想像してお答えください。
1）～11）の各項目について、右の番号で当てはまるものを一つだけ○で囲んで下さい。

	うとうとする可能性はほんどない	うとうとする可能性は少しある	うとうとする可能性は半々ぐらい	うとうとする可能性が高い
1）座って何かを読んでいるとき（新聞、雑誌、本、書類など）	0	1	2	③
2）会議、映画館、劇場などで静かに座っているとき	0	1	②	3
3）乗客として1時間続けて自動車に乗っているとき	0	1	②	3
4）昼食をとった後（飲酒なし）、静かに座っているとき	0	1	2	③
5）夜、テレビを見ているとき	0	1	②	3
6）午後に横になって、休息をとっているとき	0	1	2	③
7）座って人と話をしているとき	⓪	1	2	3
8）車の中にいて、渋滞などのために数分間止まっているとき	0	1	②	3
9）食事をとっているとき	⓪	1	2	3
10）近所の人や知り合いと立ち話をしているとき	⓪	1	2	3
11）入浴中、湯船につかっているとき	0	1	②	3

図3 …ナルコレプシーの31歳女性（ESS換算で17点）

2. 睡眠覚醒日誌 (sleep-wake log)

「眠い」という訴えの時に最初に考えないといけないのが睡眠（時間）不足である．そのためによく用いられるのが睡眠覚醒日誌（sleep-wake log）である．不眠の章でも述べるが極めて汎用性が高い．ただし，あらかじめ記入を頼まない限り，初診時にはこのデータはないので2回目以降になる．さらに，概日リズム障害の有無も評価する．

図4のように黒い部分が睡眠の部分である．就寝時間が遅いが，本来きちっとした起床時間を守っている人が，時々徹夜が混じってその分，昼間睡眠を取っている．その後，数日かけて戻るので「完全な夜型生活に移行するのはいやだが，時々徹夜する」ことがわかる．この方は漫画家だったが，クリエイティブな仕事をする人は時々このように「夜の方が執筆，創作活動が捗る」という人がいる．どこから手をつけるかは，患者がどうしたいか？をよく聞くところから始める．

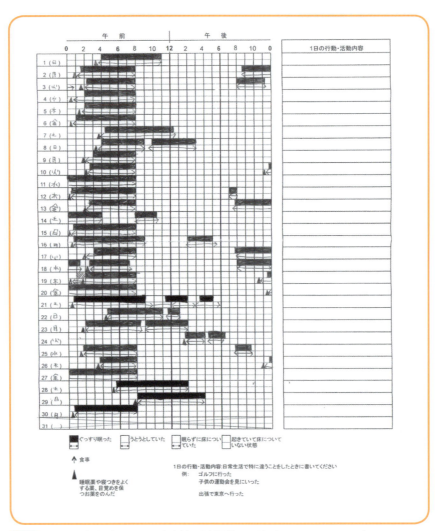

図4 … 時々，徹夜が混じる30歳女性の睡眠覚醒日誌（sleep-wake log）

見える！ポイント 3. アプリ，ウェアラブル

最近ではスマホのアプリやウェアラブルなどで自分の睡眠，覚醒を記録して持参する場合も多い．日進月歩なのだが，現時点での考え方としては，①アクチグラフとしては利用できそう，②睡眠段階はあまり信用できない，③睡眠覚醒日誌（sleep-wake log）から認知行動療法的要素を抜いたものとして利用はできる，と考えておいて欲しい．

● ウェアラブルからのデータ

図5のように，活動記録がかなり正確に記録できることがわかる．「まあ，もうちょっと歩いた方がいいな」とか「もうちょっと睡眠時間を確保しないといけないな」と本人にフィードバックがかかるのが主目的なので，医療者がどのように使うべきかなかなか難しい．

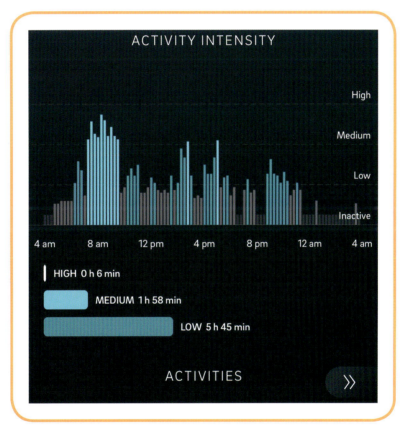

図5 … 行動記録表

図6のように，ウェアラブルの中には最近睡眠段階を判定するような機能がついているものもある．当然のことながら色々と不正確な部分はあってしかるべきなのだが，この情報を本人や医療者がどうやって利用するのか難しい．

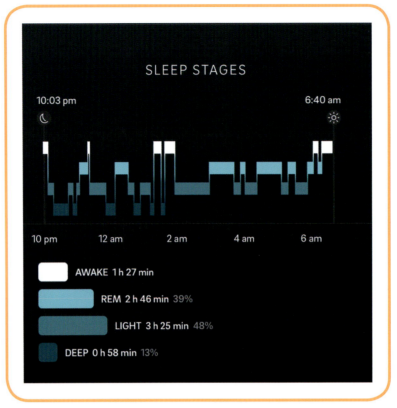

図6…睡眠段階のデータ

見える！ポイント 4．見た目から OSAS が疑われる

　OSAS は睡眠医学において非常に頻度の高い疾患で，危険因子もかなりわかってきている．肥満，咬合，Mallampati 分類，頸部の周囲径などもそうだ．

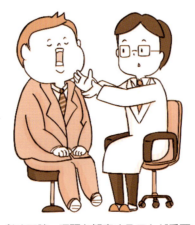

必ず口腔，咽頭を観察することが重要

第2部 睡眠関連疾患をどうみるか？

睡眠が"見えない"ポイント

見えないポイント 1．質問票は文化に依存する

車を運転しない場合や，電車の居眠りは正常だと思っている場合がある．ESSのカットオフでは眠気が見えないことがある．だからこそ病歴をとる必要があるのだ．

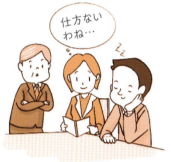
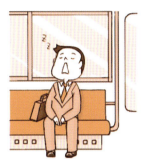
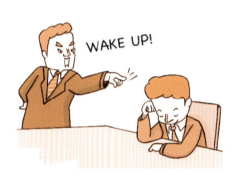

日本（電車で眠っていても，会議で眠っていても別に怒られない）　　アメリカ（会議で眠っていて怒られている）

日本とアメリカのビジネスパーソン比較

見えないポイント 2．十分に睡眠時間を取れていて，さらに眠気がある場合は上記の方法では埒が明かない

睡眠検査をせねばならない．「眠い」という訴えの4つの問題のうち，3）睡眠の質の低下，もしくは4）覚醒機能の低下が疑われる状況である．

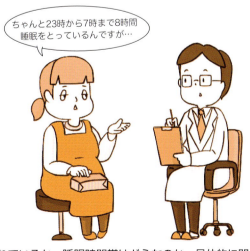

何時間眠れているか，睡眠時間帯はどうなのか，具体的に聞くこと

コラム❼ ● アプリ，ウェアラブルとどう付き合うか？ ●

　最近では患者がスマホやウェアラブルで自分の睡眠を記録して外来で見せてくることも多くなった．昔は万歩計で覚醒時の歩行だけを記録するだけだったのが，普段持ち歩くスマホで自分の行動記録，睡眠記録，果てにはいびきまで記録してくる患者もいる．ウェアラブルだとさらに睡眠ステージまで解析するものまである．独自のスコアリングシステムで「睡眠の質」や「睡眠時間」で点数をつけてくる．その点数で一喜一憂する患者も多い．そのような状況に医師としてどのように対応すれば良いか，かなり悩むことも多い．ゴールドスタンダードである PSG と比較したデータも出てきている．現時点では医療器具ではなくコマーシャルの嗜好品として扱われているので好き放題のパラメータを好き放題のフレーズで伝えている．なので，まず医師としては①参考にするに留める，②正式にはどうしても医療器具による検査が必要ということで良い．

　ただ，この分野は日進月歩であり精度はどんどん上がるだろうし，長期のモニタリングに大きなアドバンテージがあるので医療の分野に利用される日も近いだろう．睡眠医学はテクノロジーとともに進化してきた．ここで歩みを止めることはできないが，「睡眠を見る，観る，診る」本能的な楽しさを伝えてくれる PSG を大切にしつつ，睡眠医学として受け身ではなく積極的に「どの患者」が最もウェアラブルから利益を受けるのかを見極めて行きたい．

文　献

1．Johns MW. A new method for measuring daytime sleepiness: the Epworth sleepiness scale. Sleep. 1991; 14(6): 540-5.

2．Takegami M, et al. Development of a Japanese version of the Epworth Sleepiness Scale (JESS) based on item response theory. Sleep Medicine. 2009; 10(5): 556-65.

3．Chervin RD. The multiple sleep latency test and Epworth sleepiness scale in the assessment of daytime sleepiness. Journal of Sleep Research. 2000; 9(4): 399-401.

4．Chervin RD, et al. The Epworth Sleepiness Scale may not reflect objective measures of sleepiness or sleep apnea. Neurology. 1999; 52(1): 125-31.

5．Benbadis SR, et al. Association between the Epworth sleepiness scale and the multiple sleep latency test in a clinical population. Annals of Internal Medicine. 1999; 130(4_Part_1): 289-92.

6．Tachibana N, et al. Why do we continue to use Epworth sleepiness scale? Sleep Medicine. 2007; 8(5): 541-2.

第2章 睡眠の質をどう診るか？
～特にOSASに関して～

はじめに知っておくべきこと

　睡眠時間は足りているのに日中の眠気がある，熟眠感がないなどの訴えがある場合に，睡眠の質が低下しているのではないかと疑い睡眠検査を行う．この章では最もコモンな睡眠関連疾患であるOSASがどのようにPSGで見えるかを解説したい．

　当たり前だが睡眠中でも呼吸をしていなければ生きていけない．本来，呼吸は自律神経機能によって睡眠中も継続して行われる．しかしながら上気道が物理的に閉塞すると「呼吸努力」はあるにも関わらず上気道で空気が流れない，もしくは流れが悪くなる．それを閉塞性睡眠時無呼吸症候群（OSAS）と呼ぶ．心血管イベント，脳卒中，不整脈などの危険因子であり，この疾患の診断と治療法が確立されたからこそ，米国では睡眠医学が科として成立していると言っても過言ではない．睡眠医学を学ぶ上でPSGにおけるこの疾患の評価方法を知っておくことは必須である．

　OSASを診断する上で大切なことは①呼吸の流れ（フロー），②「呼吸努力」をどうやって評価するかに始まり，それによってどんなアウトカム，すなわち③「覚醒反応（arousal）」が生じるか，④「酸素飽和度の低下（oxygen desaturation）」が生じるかの4つのポイントで評価する．

睡眠が"見える！"ポイント

1.「呼吸の流れ（フロー）」が見える

　閉塞性睡眠時無呼吸症候群というからには睡眠中の呼吸を評価しないとどうにもならない．まず，呼吸を睡眠中に評価するには呼吸の流れ（フロー）を測定する．そのための装置が2種類ある．1つは圧センサー（pressure transducer）であり，もう1つがサーミスタ（thermistor）と呼ばれる呼気の温度変化から呼吸を測定するセンサーである．

　まず，圧センサーであるが，これは鼻からの呼吸の圧変化を検知する．この圧センサーは，サーミスタよりも流量の変化を鋭敏に検知する．

● PSGで圧センサーによって捉えられた無呼吸（図1）

　無呼吸とは，AASMのスコアリングルールで呼吸の圧センサーの振幅がベースラインの振幅の10%以下に低下していることが10秒以上持続することが必要とされる．が，実はサーミスタでも10%以下に低下していることを再確認することが推奨されているが，その理由は図2で解説する．

第2部 睡眠関連疾患をどうみるか？

　以下の Nasal のチャンネルが圧センサーで，NasOr のチャンネルがサーミスタである（黒四角）．SpO$_2$ は酸素飽和度（赤破線四角），Chest と Abd のチャンネルは RIP（Respiratory inductance plethysmography）ベルトによる胸部と腹部の呼吸運動による変化を評価している（赤四角）．呼吸を評価する場合，一般的には180秒1ページの表示にすると見やすい．

　Nasal のチャンネルで繰り返し振幅が10％以下に低下し，NasOr でも同じように振幅が低下していることがわかる．これだけで無呼吸としては定義としては十分なのだが，そこで赤四角の Chest と Abd で呼吸の努力が認められているので，閉塞性の無呼吸であると判定される．ちなみに派手に酸素飽和度が低下しているが，これは実は無呼吸の定義には必要ではない．低酸素があることは健康への影響という意味では重要なのだが，「無呼吸」は単に呼吸フローの現象として定義されている．

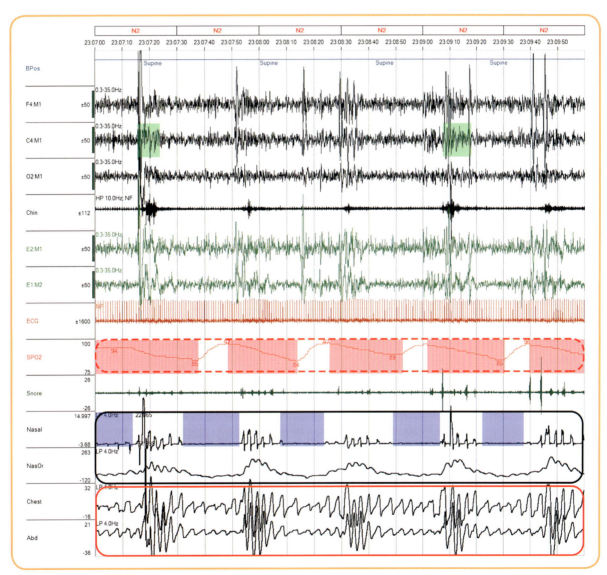

図1 … PSG で圧センサーによって捉えられた無呼吸，180秒1ページ

● PSGで圧センサーでは無呼吸だが，サーミスタでフローが確認される場合（図2）

　上記でも述べたが，圧センサーは鼻呼吸しか検知できない．すなわち，口だけで呼吸する場合は無呼吸に見えてしまう．そのため，鼻と口の両方の呼吸を同時に計測できるサーミスタで，本当に鼻，口ともにフローが10%以下に低下していることを確認せねばならない．そして，無呼吸の場合はこれ以上の条件はない．フローだけで判断する．

　下記の場合は圧センサー（黒四角）だけならば無呼吸だが，厳密に言えばサーミスタ（赤四角）でフローが確認されるため，低呼吸になる．

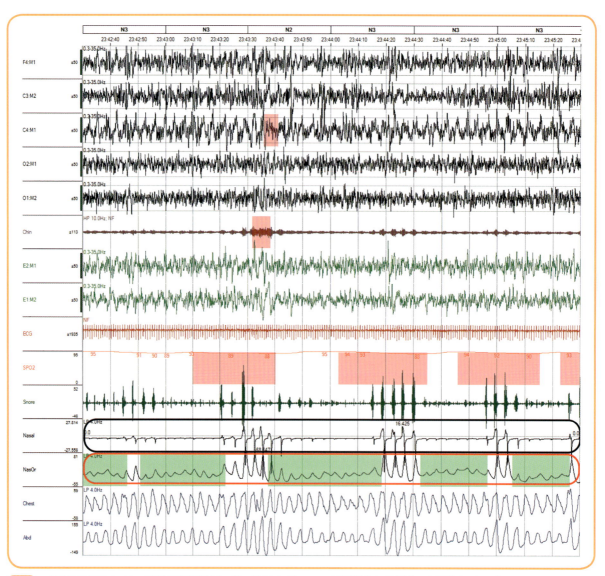

図2 … PSGで圧センサーでは無呼吸だが，サーミスタでフローが確認される場合，180秒1ページ

第2部 睡眠関連疾患をどうみるか？

● PSGで捉えられた低呼吸（図3）

　AASMのスコアリングマニュアルでは，ベースラインの振幅の70％以下に低下していることが低呼吸の必要条件になっている．だが，実はこれだけでは十分ではなく，アウトカム変化（短期の覚醒反応もしくは3％以上の酸素飽和度低下）のどちらかが揃って初めて必要十分になる．

　赤四角はPSGで圧センサーによって捉えられた低呼吸である．赤矢印のように95から90％まで酸素飽和度低下を伴っているので低呼吸と判定される．

　黒四角の呼吸フローはベースラインの70％以下に低下しているが，酸素飽和度は低下していない．しかしながら黒矢印のように脳波上の覚醒反応を伴っているので低呼吸と判定される．ちなみに脳波上の覚醒反応は3分1ページでは圧縮がひどく，とても判定できるものではない．そのため，睡眠段階の判定の際に30秒1ページの時に覚醒反応としてマークしておくことが多い．ちなみに赤破線四角はサーミスタなのだが，なかなか70％への低下を判定するのが難しいことがわかってもらえると思う．

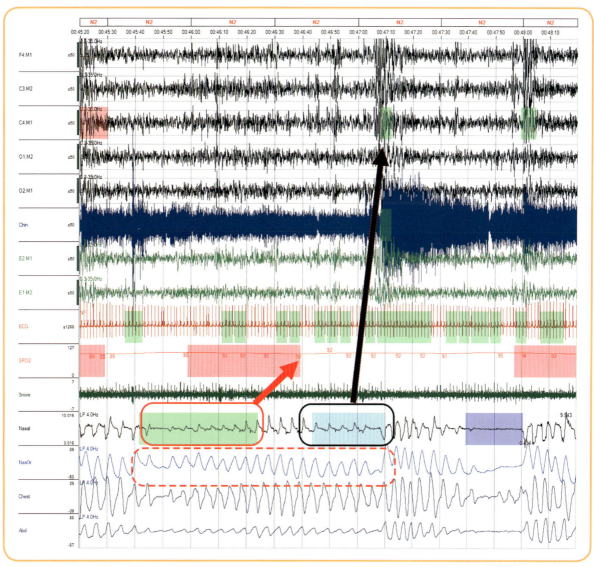

図3 … PSGで捉えられた低呼吸，180秒1ページ

2. 呼吸努力の有無で閉塞性かどうかを見る

　無呼吸，低呼吸をフローで判断することは上記に述べたが，果たして呼吸フローの異常が上気道の閉塞によるものかどうかは，なかなか診断が難しい．そのため呼吸努力を評価する．「上気道が閉塞していたら，呼吸筋を使って呼吸しようとする呼吸努力は継続されるに違いない」という論理である．そして，その呼吸努力は胸部と腹部の動きを RIP（Respiratory inductance plethysmography）ベルトで胸部周囲径と腹部周囲径の変化で測る．これがあれば「閉塞性」，なければ「中枢性」ということになる（この用語には最大限の注意が必要である．見えないポイント2を参照）．

● 閉塞性の無呼吸（図4）

　黒四角で囲ったように，Nasal の圧センサーと NasOr のサーミスタの両方で呼吸のフローがベースラインの10%以下に低下しているので「無呼吸」と判定される．また，赤四角の Chest, Abd のセンサーで呼吸努力が認められるので「閉塞性」であると判定される．

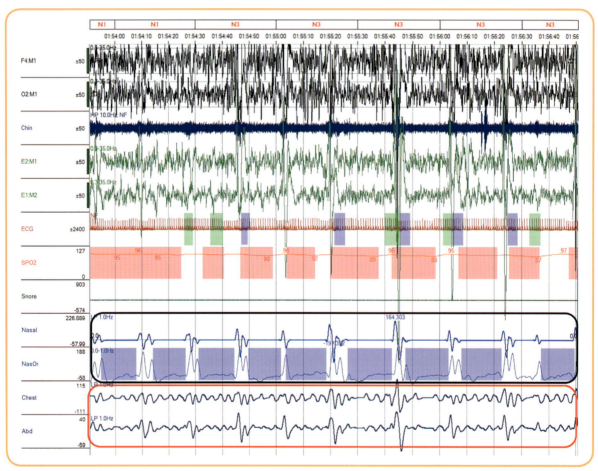

図4…閉塞性の無呼吸，180秒1ページ

第2部 睡眠関連疾患をどうみるか？

● 中枢性の無呼吸（図5）

　Nasalの圧センサーとNasOrのサーミスタの両方で呼吸のフローがベースラインの10%以下に低下しているので「無呼吸」と判定されるのだが，赤四角の2つのイベントにおいてはどう見てもChestとAbdのセンサーで呼吸努力が見られないので「中枢性」と判定される．これは決して中枢神経性という意味ではない．単に「呼吸努力がない」という意味と思って欲しい．

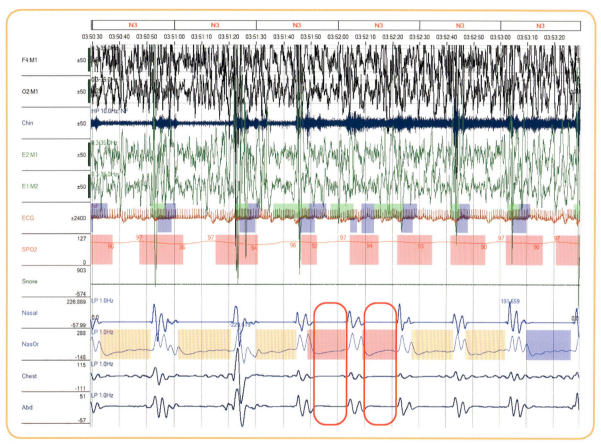

図5 … 中枢性の無呼吸，180秒1ページ

見える！ポイント 3．AHIでOSASの重症度が見える？

　上記のように無呼吸，低呼吸を1つ1つカウントしていき，その合計を睡眠時間で割って1時間あたりの無呼吸，低呼吸を計算して出した値が無呼吸低呼吸指数（AHI：Apnea hypopnea index）である．

　このAHIが5以上で異常と判断され治療の対象になる．日本においてはPSGによる検査の結果，AHIが20以上で持続陽圧呼吸療法（CPAP：continuous positive airway pressure）の治療対象となるが，これは医学的な根拠に基づいてというより，保険適応の条件がこのようになっているからである．したがって，保険内で治療しようとすると，AHI 5-20は口腔内装具（OA：oral appliance）を用いるか，減量してもらうか，体位変換療法を利用せざるをえない．

以上は，あくまでも日本の保険の規定であり，医学的な重症度は，AHI 5‐15を軽症（mild），15‐30を中等症（moderate），30以上を重症（severe）と規定している．治療と重症度が一致しないのは，日本の国民皆保険制度の産物なのだが，この本では詳しく述べない．

4．OSASによるインパクトが見える

●「正常睡眠構築の破壊」睡眠が分断されREM潜時が延長しているヒプノグラム（図6）

　無呼吸や低呼吸がいつまでも続くわけではなく（続いたら死んでしまう），必ず終わりがある．その終わりには覚醒反応が伴う場合が多いのだが，この覚醒反応があるか否かは個人の覚醒しやすさが関係している．このように睡眠が分断されたヒプノグラムを見ると，「睡眠の質が悪い」ことによる健康への害が予想されるが，まず第一に熟眠感がなくなり，日中の眠気を引き起こす．

　OSASによりREMに入るまでの時間が延長することが知られている．これはREM睡眠に入るために安定したNREM睡眠が必要で（NREM睡眠によってようやくREM睡眠の抑制が取れるシステムがある），重症OSASではREM睡眠に入ろうとしてもすぐに覚醒してしまいREMとしてスコアできないなどの理由がある．これも正常な睡眠構築の破壊と言える．

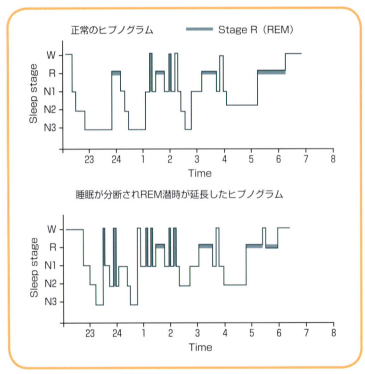

図6…「正常睡眠構築の破壊」睡眠が分断されREM潜時が延長しているヒプノグラム

● 酸素飽和度が下がっているヒプノグラム（図7）

図6のように覚醒しなかったらどうなるか？それは酸素飽和度が下がり続ける（もちろん最終的には呼吸は再開する）．睡眠が分断されることと酸素飽和度が下がることのどちらが健康に悪影響を及ぼすか？それはやはり酸素飽和度が下がることだと言わざるを得ない．酸素飽和度が下がる前に予防的に覚醒しているという見方もできる．

多くの心血管系イベントをアウトカムにした研究でも酸素飽和度を用いた指標がイベントとの関連が大きい．下のヒプノグラムでは睡眠段階で睡眠が分断されていることがわかり酸素飽和度（図中のSaO$_2$）が低下していることがよくわかる．

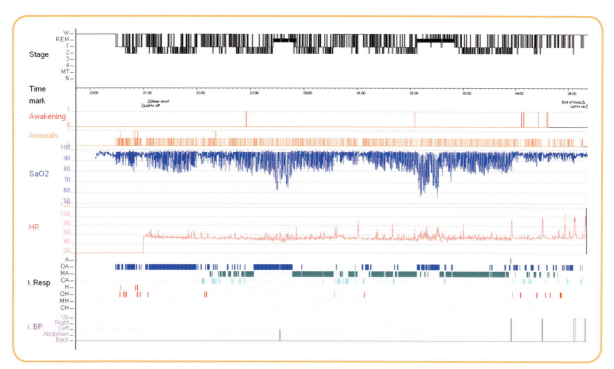

図7 … 酸素飽和度の頻回の低下が著しいヒプノグラム

PSG だけでは "見えない" ポイント

1. 閉塞部位は見えそうで見えない．

上記で述べたように「閉塞性かどうか」は「呼吸努力の有無」で測定しているので，実際に上気道が閉塞しているかどうかは見えている訳ではない．それを見るには睡眠内視鏡をする必要があるが，内視鏡を気道に入れたまま眠るのはなかなか難しい．そのため薬剤誘発性睡眠内視鏡検査（DISE: drug induced sleep endoscopy）という検査があるが，鎮静薬を用いて強制的に眠らせる（鎮静する）ため実際の睡眠とは異なるなどの批判があり，なかなか現時点では難しい．

2.「中枢性」の罠

何度も述べるが「閉塞性かどうか」を「呼吸努力の有無」で見ている以上，呼吸努力がなかった場合には閉塞性とは言えなくなる．そして定義上「中枢性無呼吸」と呼ばれるが，実はこの名称は誤解を生みやすい．呼吸努力が認められなかった場合，いくつかの可能性がある．①測定機器の限界，②呼吸努力ができない末梢神経や筋肉の問題，③呼吸努力ができない中枢神経の問題がありえる．

「中枢性」という名称から中枢神経病変を考えてしまいがちだが，それは誤解であり，改めてもらいたい．さらに，①にも注意を払って欲しい．特にRIPベルトは長さの変化を測定するので，長さを変えないような呼吸努力（isometric effort）があった場合はわからない．図8の青色の部分では呼吸フローが圧センサー（NasalとラベルされたチャンネルYとサーミスタ（NasOrとラベルされたチャンネル）の両方で30％以上低下しているのだが，酸素飽和度低下がなく，緑色の部分で覚醒反応も見られないので低呼吸の要件を満たしていない．そのような場合に食道内圧測定（図8の赤四角で囲ったPesのチャンネルが相当する）をすると食道内圧が胸腔内の圧力を反映しているので呼吸努力は正確に測定できるが，センサーを食道まで飲み込んで眠るのがなかなか難しいので，最近ではあまり行われなくなった．

第2部 睡眠関連疾患をどうみるか？

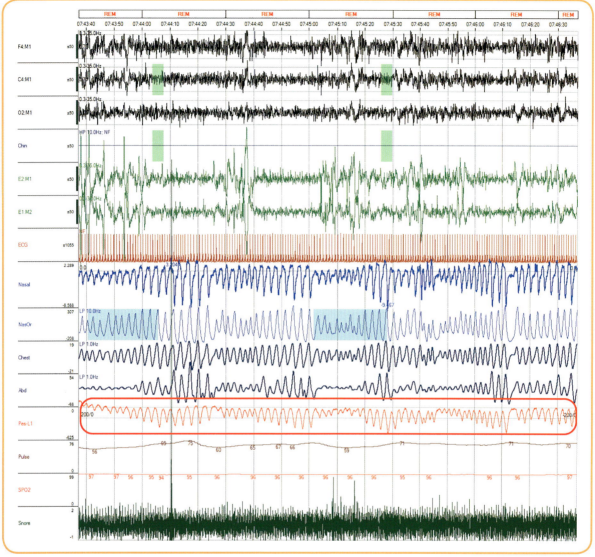

図8 … 食道内圧（Pes）による呼吸努力の評価

3. あなたの知りたいパラメータはPSGにもないかもしれない

標準的なPSGは上記のように脳波，呼吸フロー，心電図，パルスオキシメータ，RIPベルト，下肢の筋電図が含まれるが，あなたが興味のあるパラメータは含まれていないかもしれない．そこをカスタマイズできる寛容性がPSGにはある．

コラム❽ ● 睡眠医学に関わる時のお作法について ●

　睡眠医学は多分野集学的と呼ばれるが，本当にいろんな分野出身の人が参加して進歩してきている分野である．例えば，私は脳神経内科出身で脳波やてんかん疾患を専門にしていたが，現在は睡眠医学を専門にしている．他に多いのは精神科，呼吸器科，歯科，矯正歯科，口腔外科，耳鼻科などが多いが，最近では循環器科や内科，スポーツ医学の人たちも参加してくれる．さらに業種も様々な人たちが睡眠医学に参加してくれている．

　そこでいろんな研究を出して議論をするのが学会というものなのだが，その際に他の科や業種と議論する時「共通言語」があるとないとでは議論の質が全く異なってくる．その共通言語となるのがPSGである．

　これの理解があれば，そのパラメータを減らした簡易検査，アクチグラフ，ウェアラブルなどを用いた研究でも議論をすることができる．逆にPSGの理解がないと全く話が噛み合わない．お互い自分の分野のことだけ話しておしまいである．これから睡眠医学に参入したいと思うなら是非PSGを学んでもらいたいと思う．別にPSGの専門家になる必要はない．それは睡眠専門医がやるので，とにかく一度見て「睡眠を直接観察する楽しさ」を味わってもらいたい．そうなればもう睡眠医学の仲間である．

第3章 「眠い」をどう診るか？
〜簡易検査編〜

はじめに知っておくべきこと

　前の章までは，睡眠を評価するためにいかに測定するパラメータを増やして正確に睡眠，そして睡眠関連疾患を評価できるようになってきたかを理由も含めて説明してきた．さて，この章では簡易検査について解説する．

　PSGに比べてパラメータを減らして「簡易」にしているので簡易検査と呼ばれる．何を減らしているかというと脳波である．繰り返し述べているように，睡眠は脳波によって定義されている．それがなくなるということは「眠っているかどうかは正確にはわからない」ので簡易検査と呼ばれている．

　簡易検査には（正確にはレベル3簡易検査と呼ぶが），呼吸フローのセンサーと呼吸努力のセンサー，そして心電図，パルスオキシメータが使われる．これはOSASを見つけるためだけの検査である．特に重症のOSASを安価に簡単に見つけるための装置と考えてほしい．簡易になった分，安価で簡単に検査を行うことができる．患者の自宅で行えることもメリットではある．でも絶対に覚えておいて欲しいことがある．それは **AHIがPSGよりも低く出る！** ということだ．その理由は2つある．

睡眠が"見える！"ポイント

1．呼吸フローによって無呼吸は見える

　実は無呼吸の定義には，脳波は眠っていることだけが条件であって，覚醒反応があってもなくても構わない．だから呼吸フローが10％以下になれば無呼吸とスコアしても良いから，簡易検査でも無呼吸のイベントをスコアするのは特に問題がない．問題があるとすれば，覚醒（W）の部分の無呼吸をスコアし過ぎてしまうことくらいである．

● **簡易検査での無呼吸（図1）**

　呼吸フローが完全にフラットになっているので，無呼吸であることは判定できる．さらにSpO$_2$が40台に低下しているが，稀に重症のOSASではこういう低酸素に遭遇する．こういう患者のデータを見かけると「とにかく1日でも早く治療開始」したい気になる．時間軸は1目盛60秒．

第2部 睡眠関連疾患をどうみるか？

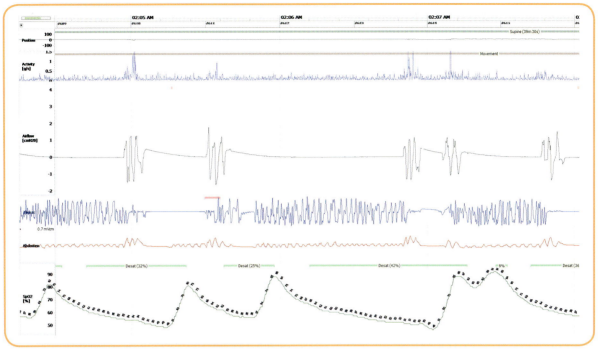

図1 … 簡易検査での無呼吸，180秒（より少し長い）1ページ

2．低呼吸は定義の半分だけ見える

　低呼吸は第2部第2章でも述べたように，酸素飽和度が3％以上低下する場合，もしくは脳波上の覚醒反応を伴う場合の2種類が存在する（両方あっても当然良い）．簡易検査だと，どう頑張っても脳波上の覚醒反応はわからないので，酸素飽和度の低下するものだけしかスコアすることができない．**AHIが低く出てしまう理由の1つである**．

● 簡易検査の低呼吸（図2）

　黒四角で囲った部分は，フローとしてはベースラインの70％までの低下という条件は満たしているが，酸素飽和度が低下していないので低呼吸とはスコアできない．黒四角の後に少し大きな振幅の呼吸フローが記録されているが，これが脳波上の覚醒反応を伴っていたとしても，それはわからないので考慮されることはない．

　一方，赤四角で囲った部分は呼吸フローの低下と酸素飽和度低下が3％認められるので，低呼吸としてスコアされる．

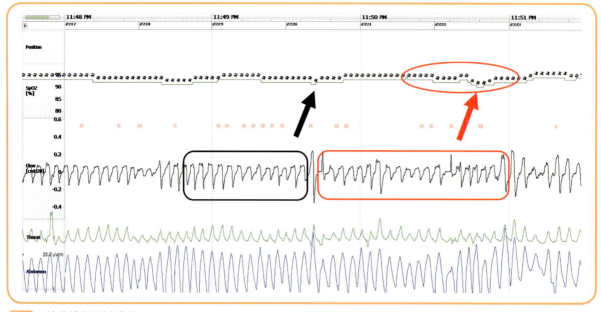

図2…簡易検査の低呼吸

3．心眼でREM睡眠が見える？

　もちろんPSGではないので，REM睡眠かどうかなんて確認しようがないのだが，低呼吸の出現がREM睡眠に依存しているような人は多く，90分程度のサイクルでそういう無呼吸の群れが現れていると「こりゃきっとREM睡眠だろうな」とわかるようになってくる．

● 簡易検査だが，REM睡眠と思われる周期性に呼吸イベントが生じる経過図（図3）

　ただ，偶然なのか本当にREM睡眠に入っているのか…それを確認する術はない．

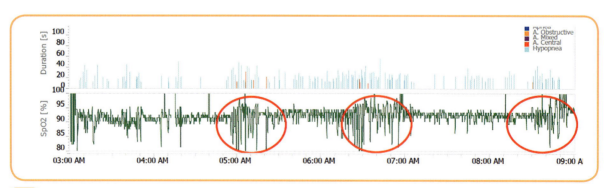

図3…簡易検査の呼吸イベント（上段）と酸素飽和度の変化（下段）を示したもの
　　　周期性に持続時間の長い呼吸イベントと大きな酸素飽和度変動が目立つことから，REM睡眠期の推測が可能．

第2部 睡眠関連疾患をどうみるか？

 ## 4．重症のOSASは見つけられる（可能性が高い）

　何度も言うが，簡易検査では「眠っているかどうか」はわからない．なので，消灯時間から起床時間まで（患者がスイッチを押す）を分母として呼吸イベントを割り算すると，どうしても分母の「睡眠であろうと思われる時間」（途中の覚醒している時間も睡眠としてカウントされる）がPSGよりも大きくなる．**これがもう1つのAHIが低く出てしまう理由である．**

　では簡易検査は価値がないかと言うとそういうわけではない．まず，重症のOSASなら検出は可能である．逆に言えば簡易検査で見つかるOSASは重症度が高めであると思っておけば良い．簡易検査は「感度は悪いが，特異度がいい検査」なのだ．

● 重症OSASの一晩の簡易検査結果（図4）

　ここまで酸素飽和度の変動が持続的に生じると，簡易検査でも問題なくOSASの診断はつく．

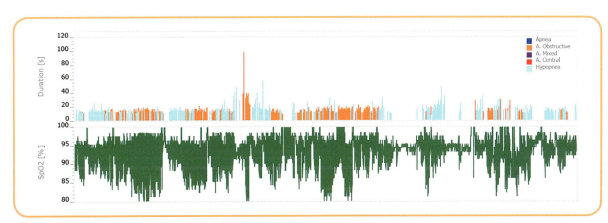

図4…簡易検査の呼吸イベント（上段）と酸素飽和度の変化（下段）を示したもの
　　　酸素飽和度変動が大きく，ほぼ一晩にわたって呼吸イベントが出現していることがわかる．

簡易検査だけでは " 見えない " ポイント

見えないポイント 1．軽症 OSAS は見つけられない

上記の低呼吸のところでも解説したが，簡易検査は無呼吸と酸素飽和度低下を伴う低呼吸がスコアできるということになるが，それはすなわち無呼吸になるほどではなく，低呼吸が生じても酸素飽和度が下がる前に覚醒してしまう軽症 OSAS は正確に評価できないことを意味している.

見えないポイント 2．感度と特異度の考え方がしっかりしていないと使えない

上でも少し述べたが軽症は見逃すが，簡易検査で陽性となれば確定するような状況を「感度は悪いが，特異度は高い」状態と呼ぶ. 感度が悪いので簡易検査は OSAS のスクリーニングには向かないし，特異度は高いので簡易検査で陽性になった後に PSG で確認してする作業も必要ない. 検査前確率，検査後確率，感度，特異度の議論は統計学の基礎の基礎だが，これを踏まえた上で検査，診断，治療の方針を立てたい.

第2部 睡眠関連疾患をどうみるか？

コラム⑨ 簡易検査なんてつまらない？

　面白いかと言われればPSGにある睡眠を観察するワクワク感のようなものは簡易検査にはない．しかしながら「こりゃOSASあるだろうな」と見た目と病歴でほぼ決まりのような患者がPSGの予約待ちで治療を開始できないのは，やはり医師として好ましい状況ではない．なので，簡易検査が普及するのは仕方ないことなのだと思う．一般の病院で睡眠検査といえば簡易検査を指すようなことも多い．そして，日本ではともかくアメリカでは非常に高額なPSGが生き残るのは徐々に難しい時代になってきた．大きな大学病院や総合病院でしかPSGの採算が取れなくなってきている．

　さらに，近い未来にはウェアラブルで重症のOSASを診断，追跡するようなことも可能になってくるかもしれない．

　ただし，睡眠医学を愛しているものとして簡易検査で感動することはないことは強調しておきたい．そして睡眠の深い議論をすることもできない．もちろん，OSAS以外の睡眠関連疾患では絶対に必要なのでPSGが消滅することはないのだろうが，やはり昨今の状況は非常に危機感を持って見ている．睡眠医学の次世代を育成するような場にPSGがなくなるようなことがあってはならない．上で述べたようにPSGの素養があれば，簡易検査であっても「ここでREM睡眠に入ったのかな？」と測っていないはずの睡眠段階が思い浮かんだりする．簡易検査という「睡眠」の名前を冠することさえ睡眠段階を測定していないことから憚られるような検査であっても，PSGを学びつつ，睡眠医学への愛に溢れた指導者のもとであれば，ある程度「睡眠が見えてくる」と言える．

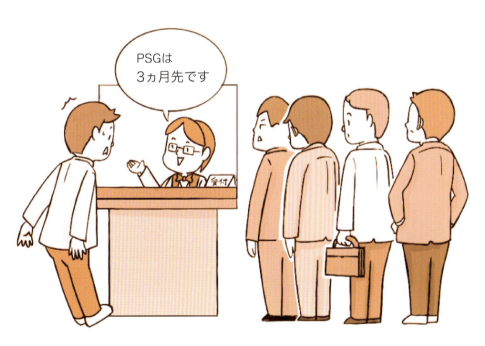

第4章 「眠い」をどう診るか？
～OSAS治療編～

　PSGのことを，AHIを算出してOSASの診断をつけるための手段としてだけ捉えている人たちも多いのではないだろうか．前から述べていることだが，PSGはもともと「睡眠を観察する」手段として発達してきた．だから第2部第2章で述べたOSASによる酸素飽和度低下も分断された睡眠を確認することも可能なのである．

　また，酸素飽和度や分断された睡眠の正常化を目標にしてCPAPならば圧を調整することができる．この章では治療によって睡眠がダイナミックに変化する様を感じてもらいたい．

はじめに知っておくべきこと

　まず，CPAPによるOSASの治療でどのように睡眠が改善するのか，どこの時点をターゲットにして圧調整をするべきなのかを論じたい．CPAPの圧調整のことをタイトレーションと呼ぶが，何を治療目標にするかで最適と思われる目標は変わってくる．

睡眠が"見える！"ポイント

1．酸素飽和度低下の正常化

　細胞にとって最も避けるべきことは酸素濃度の低下である．そのため酸素飽和度を正常化することは閉塞性睡眠時無呼吸症候群のまず第一歩の治療目標と言える．本来，閉塞性睡眠時無呼吸症候群は肺そのものの疾患ではないため，上気道の閉塞がCPAPによって改善すれば酸素飽和度低下は正常化されるはずである．

第2部　睡眠関連疾患をどうみるか？

● スプリットナイト（前半を診断，後半をCPAPを使用してタイトレーションに用いる方法）のヒプノグラム（図1）

　赤四角のSpO$_2$のチャンネルで，診断部分において酸素飽和度低下が顕著に認められる．短期のREM睡眠時の酸素飽和度低下が著しい．CPAP機器を装着すると，酸素飽和度低下に改善が認められるのがよくわかる．

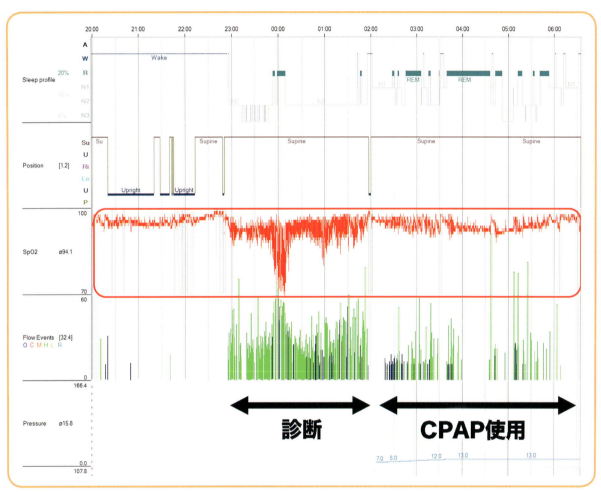

図1…スプリットナイト（前半を診断，後半をCPAPを使用してタイトレーションに用いる方法）のヒプノグラム

2. 睡眠構築の正常化

次に目標とすべきは睡眠構築の正常化である．睡眠構築とは，NREM睡眠，REM睡眠が定期的に繰り返される正常な睡眠パターンのことと考えてもらって良い．さらに睡眠の分断が改善すれば言うことはないのだが，それをPSGで確認するのはなかなか難しい．CPAPの使用によって睡眠構築が正常化されることが観察される．特にREM睡眠が正常化することが，ある一定の指標になる．OSASのためにREM睡眠が抑制されたままで生じていないような場合に一気にREM睡眠が生じることがある．これをREMリバウンドと呼ぶ．REMリバウンドが生じるCPAP圧も1つの治療目標になる．

図2は，図1と同じスプリットナイトのヒプノグラムである．CPAP機器を装着するとREM睡眠が通常よりも多く生じていることがわかる．これがREMリバウンドと言われる．診断部分のREM睡眠で酸素飽和度の低下を伴う重症のOSASが生じ，「おちおちREM睡眠に入っていられない」ので十分REM睡眠を取ることができていなかった．その状態をCPAP使用によって解消したので，「安心してREM睡眠に入れる」状態になったと考える．

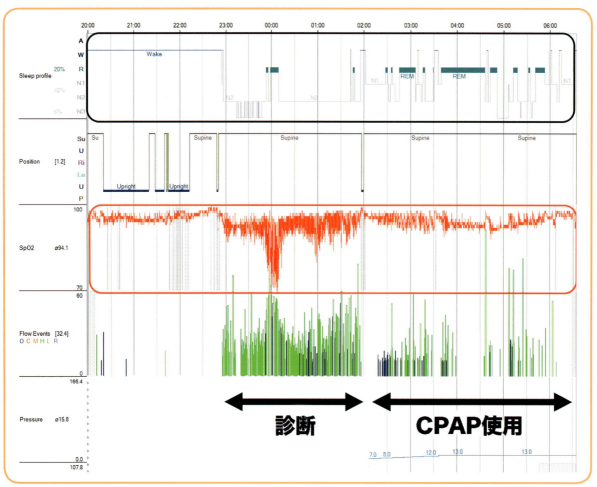

図2 … スプリットナイトのヒプノグラム（図1と同じ）

第2部　睡眠関連疾患をどうみるか？

見える！ポイント　3．呼吸フローの正常化

　CPAPで酸素飽和度が90％以下にならない状態まで治療できたとしても，以下のように低呼吸が残っていることがある（赤四角のPAP Pt Floのチャンネルで確認できる）（図3）．こういう低呼吸が認められる場合は，圧を上げて完全に治療できるかどうか試す．

　図3のC4M1のチャンネルにおけるピンクは覚醒反応を示している．また，PAP Pt Floのチャンネルでは低呼吸を緑，無呼吸イベントを青で示している．SPO$_2$のチャンネルでは酸素飽和度低下をピンクで示している．

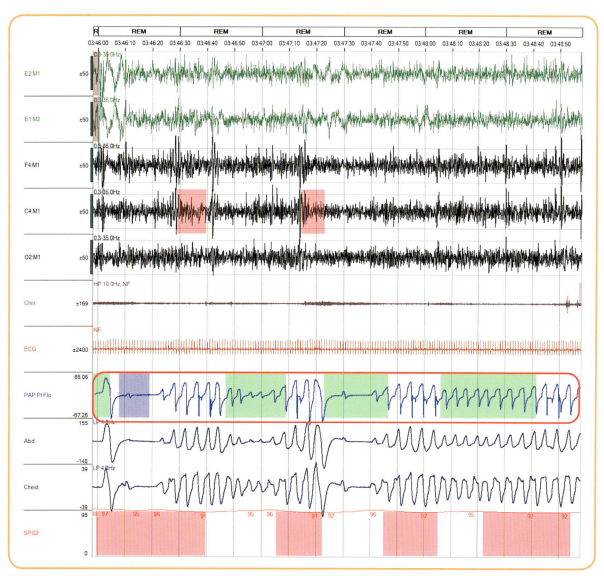

図3　CPAP機器を装着しても低呼吸が残存する場合，180秒1ページ

低呼吸が消失し，呼吸フローが赤四角のような状態になればひとまず目標達成である（図4）．ただし，この圧で①患者が耐えられるかどうか，②マスクがちゃんとフィットするかどうかを確認する必要がある．

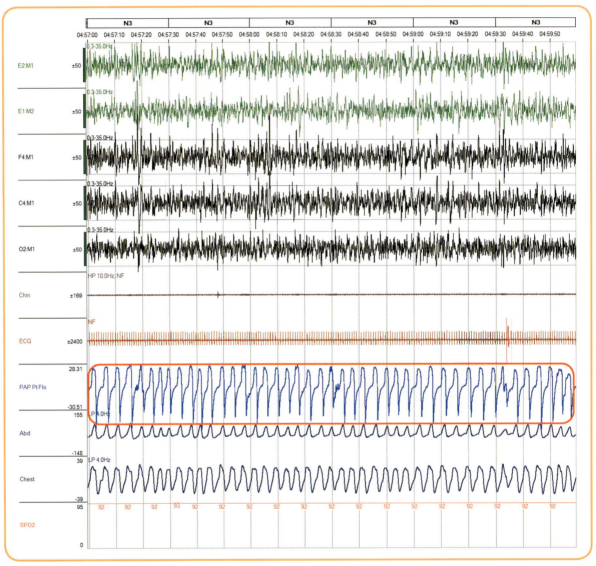

図4 … CPAP機器を装着し，圧を調整して呼吸フローが正常化した状態，180秒1ページ

タイトレーションPSGだけでは"見えない"ポイント

見えないポイント 1. どの圧で空気漏れがひどくなるかは試してみないとわからない

理想的な環境においては圧が高ければ高いほど気道は広がるが，マスクでは妥協が必要．マスクのフィッティングによって圧の上限が決まってしまうことが多い．

第2部 睡眠関連疾患をどうみるか？

第4章 「眠い」をどう診るか？ 〜OSAS治療編〜

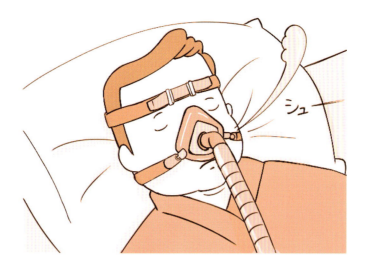

 2. その CPAP 圧で快適かどうかはわからない

さらに患者本人が快適であるかどうかは実際に聞いてみないとわからないことが多い．

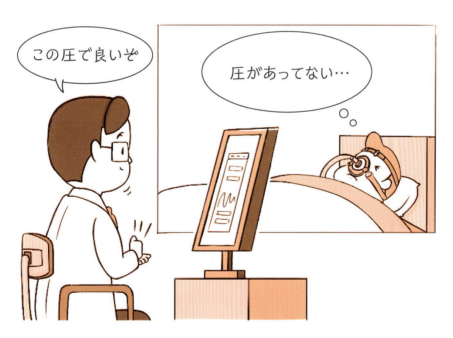

データから医師が最適と考える圧設定は必ずしも患者の主観と一致しない

3．治療発生性の中枢性無呼吸への対処は厄介

慢性のOSASでは呼吸中枢のセットポイントがズレていて（高いCO_2レベルに晒されているため），CPAP治療で血中のCO_2濃度が正常化すると治療発生性に中枢性無呼吸（Treatment emergent central sleep apneaと呼ぶ）が生じることがある．これをどう考えるかは難しい．治療によってセットポイントが正常化することもあれば，しないこともある．

このtreatment emergent central sleep apneaが生じないレベルまでが圧の上限と考えることが多いのだが，いずれ消えることも多いので気にせず，その他の条件を優先して圧を処方することも多い．

図5のC4M1のチャンネルにおける緑は覚醒反応を示している．また，PAP Pt Floのチャンネルでは低呼吸を緑，無呼吸イベントを青で示している．SPO_2のチャンネルでは酸素飽和度低下をピンクで示している．

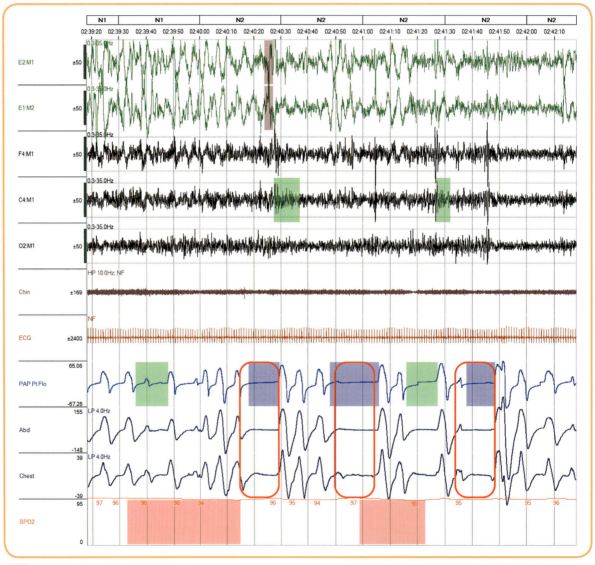

図5 … 治療発生性の中枢性無呼吸

第2部 睡眠関連疾患をどうみるか？

コラム⑩ ● なぜ眠るのか？観察研究と睡眠剥奪研究 ●

人間が健康に生きていくために睡眠が必要であることに異論は少ないと思われる．しかしながら，一体何のために眠るのかを簡単に答えることは案外難しい．

この根本的な質問に答えるため，様々な研究が行われてきた．1番過激な方法は睡眠剥奪研究と呼ばれるものである．簡単に言うと，人間を断眠させればどういった悪影響が生じるかを調べるわけである．連続断眠をした場合に判断力が低下し，ミスが増えていくことは知られているし，部分的な睡眠剥奪によっても判断力が低下し，さらに抑うつのスコアが悪化することもよく知られている．

もう1つの研究は，観察研究と言われるもので様々な人たちの睡眠時間とその特性を調べて解析する方法である．睡眠時間が短くなると，心血管系のイベントが増えたり，突然死が増えたり，寿命が短くなったり，学校の成績が下がったり，自殺念慮が増えたりする．実は我が国は世界で睡眠時間が最も短い国であり，我々は睡眠時間を確保することの重要性をことあるごとに発信している．

驚いたことに，我々睡眠専門医が睡眠時間を確保することを勧めると，反対意見を言われることがある．曰く，日本人は睡眠時間が短くても世界で最も長寿なので，このままで良いということである．

実はこれは科学的なようでいて全く科学的ではない．私も上で睡眠時間が短くなれば寿命が短くなると述べたが，もともと寿命とは非常に多くの要因を含んだアウトカムである．特に，新生児死亡率や若年者の自殺，幼児の死亡率などが非常に大きなインパクトを与える．日本はこういった様々なパラメータにおいて，世界の国々と比較して優秀であるということなのである．睡眠時間が短くても寿命が長いのだから良いではなく，睡眠時間を日本人の寿命の伸びしろだと考えてほしい．

このことに関してさらにもう1回言いたいことがある．若年者における死因の中で自殺が占める割合は非常に多い．上でも述べたように，睡眠時間（量）不足によって抑うつ気分が悪化することはよく知られている．自殺を予防するために社会がやるべきことは，まず睡眠時間の確保であることは間違いがない．

第4章 「眠い」をどう診るか？ 〜OSAS治療編〜

第5章 「眠い」をどう診るか？ ～過眠症編～

はじめに知っておくべきこと

　「眠気」「眠さ」を評価する方法としては，主観的な質問表を用いた方法と客観的な検査がある．第2部第1章で質問表を用いた評価法は解説したのでこの章では客観的な評価方法を解説する．客観的な評価方法には睡眠潜時反復測定検査（Multiple Sleep Latency Test：MSLT）と覚醒維持検査（Maintenance Wakefulness Test：WMT）の2種類が存在する．

　この両者ともに睡眠に入るまでの時間を測定する．これらは眠気が強いほど睡眠に入るまでの時間が短いであろうという考えに基づいている．厳密な話をすると，眠ってしまえば眠気そのものは感じなくなるので，眠りに入るスピードと，眠気の強さというものは必ずしも同じものではないが他に方法がないため，この検査方法が標準的に用いられている．

　この検査の実施にあたり，検査前のおよそ2週間，睡眠覚醒日誌（sleep-wake log）で慢性的な睡眠不足状態でないことを確認し，前夜の睡眠検査で睡眠時間が確保されているか確認し，眠気や覚醒を引き起こすような薬物を摂取していないか，その可能性がある場合は尿検査で確認し，処方されている薬で眠気や覚醒に関係のあるようなものは中止し，REM睡眠を抑制するような薬剤（抗うつ薬など）も中止する．検査中は睡眠検査技師が，常時監視して検査を行う必要があるため実施できる施設が限られている．

第2部 睡眠関連疾患をどうみるか？

睡眠が"見える！"ポイント

1. 眠りに入るスピードがわかる

　MSLTもMWTも昼間にセッション開始から睡眠に入る時間を測定する．MSLTの標準的な方法では，起床後2時間程度経ってから開始する．もし検査中に睡眠に入った場合は15分間そのまま記録を続ける．もし入眠しなかった場合，20分待ってセッションを終了する．セッション毎に2時間の間隔を空け，このセッションを4回か5回繰り返すが，MSLTでは5回，MWTでは4回が基本となっている．

　実施の際に非常に大事なことは，検査技師が患者に対し「静かに横になって下さい，楽な姿勢をとって下さい，目を閉じて眠ろうとして下さい」と声をかけることである．すなわち覚醒しようとする努力がない状態で検査をすることが大事である．

第5章 「眠い」をどう診るか？〜過眠症編〜

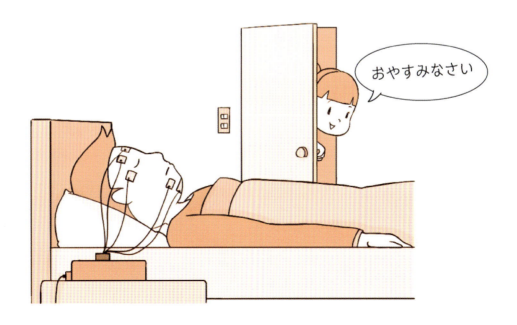

以下のMSLTでは平均睡眠潜時が4.4分である（図1）．これは5回のセッションでの睡眠潜時（まったく眠らなかった場合は20分とする）の算術平均を計算したものだ．8分以内だと「非常に眠い」状態であることを客観的に記載することができる．他にナルコレプシーを疑わせる所見がない場合は，この時点では特発性過眠症という診断になる．

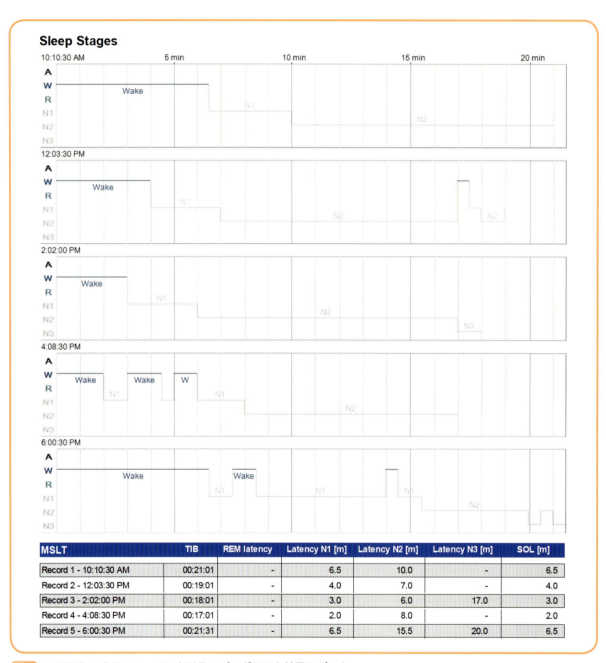

図1 … MSLTの5セッションにおけるヒプノグラムと結果レポート

2. ナルコレプシーかどうかの診断をつける

　この検査は2つのパラメータがある．1つは平均睡眠潜時（mean sleep latency：MSL）である．これが8分以内で異常とされる．もう1つは，入眠時レム睡眠期（sleep-onset REM period: SOREMP）と呼ばれるものである．これは入眠後15分以内にREM睡眠が生じた場合にカウントする．8分以内のMSLに加えて，前夜のPSG結果も含めてSOREMPが2回以上あることがナルコレプシーの診断には必要である．

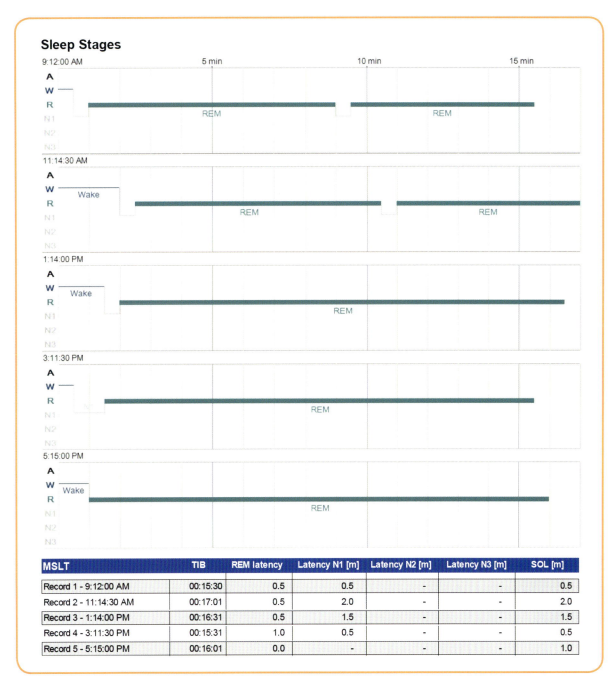

図2 … MSLが0.5分で，5セッションすべてでSOREMPを認める典型的なナルコレプシーのMSLT結果

見える！ポイント　3．オレキシン（ハイポクレチン）欠乏とはどういうことかがわかる

　ナルコレプシーはオレキシン（ハイポクレチン）という神経伝達物質の欠乏症であることがわかっている．この物質は，覚醒を維持するために非常に重要な役割を果たしていて（1番重要と言っても良い），さらにREM睡眠を抑制することが知られている．

　そこで，5回にわたって昼寝を強制する．MSLTは正常な人間にとっては非常に苦痛な検査であるが，4回目や5回目のセッションでも眠りに入るのは明らかに覚醒を維持できない疾患があることがよくわかる．

　さらに，REM睡眠が昼寝で生じるのは，その筋肉の弛緩を伴う特性ゆえに生物の合目性に大きな問題が生じる．例えば，天敵に襲われた場合にREM睡眠に入っていると甚だ危険だ．そのため本来は覚醒からはすぐにREM睡眠に入らないように抑制されている．

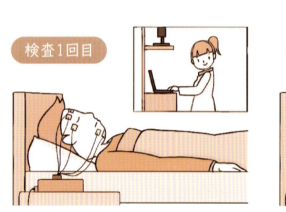
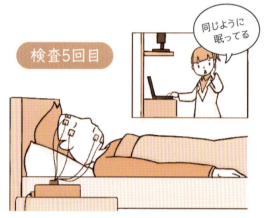

見える！ポイント　4．MWTは運転手として不適格であるかどうかはわかる

　MWTは1セッションを40分で行うことが標準的であること以外は特にMSLTと同じ機器，同じ検査室で行うことができる．ただし1番違うことは，「眠らないように」という指示をすることである．覚醒努力をした状態で覚醒が維持できるかどうかを検査するのだ．この検査は多くの場合，職業的運転手（パイロットも含む）を対象に行う．正常のカットオフをどこに設定するかは議論の余地があるのだが，職業的運転手の場合40分で眠りに入っては困るので，眠らないことが正常とされている．最大限の覚醒努力にもかかわらず，40分以内に睡眠に入ればそれは職業的運転手として不適格だと判断される．

第2部 睡眠関連疾患をどうみるか？

MSLT と MWT では " 見えない " ポイント

第5章

「眠い」をどう診るか？ ～過眠症編～

見えないポイント 1．覚醒の努力は見えない

上記のように MSLT と MWT の違いは覚醒努力の有無なのだが，この努力を客観的に評価する方法は存在しない．例えば，MSLT で眠るようにという指示に背いて密かに覚醒努力をしていても，それはわからない．MWT の覚醒努力は「職業運転手であればその職業を維持したいであろうから，おそらく最大限の努力をするに違いない」という前提に基づいている．この限界をわかった上でないと正確な解釈は難しい．

見えないポイント 2．逆に職業運転手として適格かどうかはわからない

これと上記の見えるポイント 4 は似て非なるものである．上にも述べたように，最大限の覚醒努力によっても覚醒が維持できない場合，職業運転手として不適切であると判断することは難しくない．データによっても MWT で19分以内に眠る場合は危険であることは示されている．しかし MWT が正常である（40分の 4 - 5 回のセッションで全く眠らなかった）として，安全な運転手であるかどうかは実は全くわからないのである．

まず，運転には非常に多くの要因が存在し，覚醒を維持することは最低限必要な条件であるとしか言えないからだ．さらに，MWT は非常に人工的な環境のもと行われる検査であり，実際の運転手の労働環境を反映してはいない．例えば，MWT が正常であっても睡眠不足の環境であれば居眠り運転は防ぎようがない．

上記のことを踏まえ，医師が診断書に記載できることは，MWT が正常であった場合は「MWT は正常でした」「40分の覚醒は維持できました」としか書けない．MWT が異常ならば「覚醒が維持できなかったので運転手としては不適格と判断する」と書くことができる．

これは非常に重要なことなのでよく理解してほしい．

見えないポイント 3．夜型の場合，解釈が難しい

MSLT で SOREMP があっても，必ずしもナルコレプシーと限らない場合がある．それが，夜型の患者の場合やシフトワーカーで睡眠相がずれている場合である．そのために，MSLT の 2 週間前から睡眠覚醒日誌をつけたり，アクチグラフで睡眠，覚醒相がずれていないかを確認する．実はこれはよく考えれば当たり前のことで，MSLT 実施は起床後 2 時間程度経過してから

101

開始になるので，8時起床なら10時くらいから1回目のセッションが始まる．そこで睡眠相が後退していたなら（もともと宵っ張りの朝寝坊型ならば），REM 睡眠が生じてもおかしくないのだ．ただし，このような場合はセッションが後に行くにつれて眠気がなくなり，REM 睡眠が出現しなくなる．

　睡眠相が後退している場合，下記のように最初の3セッションだけは睡眠が記録されるが（図4），徐々に睡眠潜時が延長して眠れなくなる．入眠するだけの眠気がなくなる（この現象を「sleep drive がなくなる」という）ことがよくわかる．

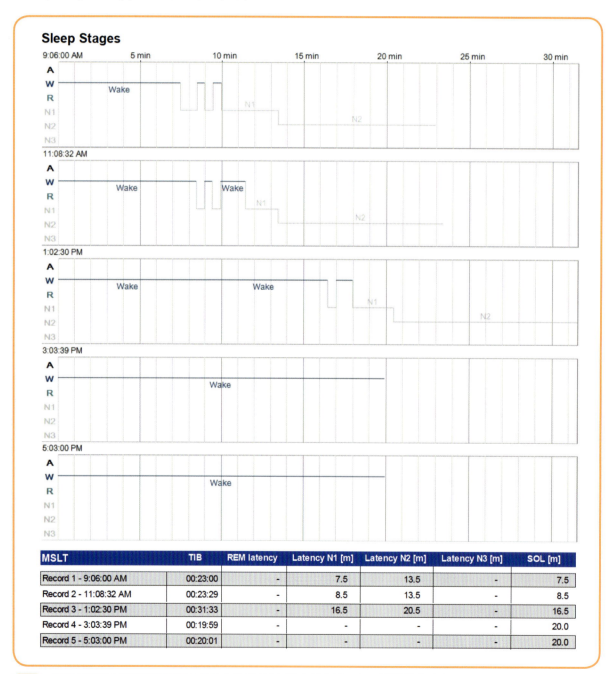

図4 … 睡眠相後退や睡眠時間不足で見られる昼寝の回数を重ねるごとに睡眠潜時が延長していく MSLT のパターン（異常とは判断しない）

第2部 睡眠関連疾患をどうみるか？

コラム⑪ ● 居眠り事故のコメントに関して ●

　睡眠医学に関わると，居眠り事故に関するコメントを求められることが多い．このような場合，マスコミに取材されて嬉しくなってコメントしたりすると，後でとても恥をかいて後悔することがあるので注意が必要である．

　睡眠医学の専門クリニックで臨床や研究に携わっていると，非常に極端なケースばかりに遭遇していることが多く，セレクションバイアスがかかっていることが多い．特に，睡眠専門外来において居眠り運転を訴える患者がいれば，睡眠関連疾患を考えて睡眠検査をオーダーすることを日常的に繰り返していると，睡眠関連疾患が非常にコモンな感覚に襲われる．思わず，睡眠関連疾患がない人なんているのかな？なんて思ったりもする．

　しかしながら，特に日本社会においては，睡眠に関する最もコモンな問題は睡眠時間（量）不足であり，これを抜きに居眠り運転を考えることはできない．昨今ようやく労働者の睡眠時間（量）不足が社会の耳目を集めているので少しずつ知られつつあるのだが，実態に比べてまだまだ周知は足りない．

　居眠り運転と聞いたらやはり，まず睡眠時間（量）不足を第一の可能性として考えないといけない．安易に「OSAS があるかも」「過眠症があるかも」などというと，恥をかくだけでなく，不正確である．さらに，OSAS があっても睡眠時間（量）不足が重複している場合も多い．睡眠の専門家として意見を求められているような場合，これらのことをよく踏まえた上で思慮深いコメントを心がけたい．

第5章

「眠い」をどう診るか？〜過眠症編〜

第6章 夜間の運動異常をどう診るか？

はじめに知っておくべきこと

　ここで「夜間」と述べたのには訳がある．なぜならここには下肢静止不能症候群，別名レストレスレッグズ症候群，英語で restless legs syndrome, そして英語別名 Willis-Ekbom disease が含まれなければならないからである（便宜上 RLS と略する）．実は私はむずむず脚症候群とは呼びたくない．理由は以下のコラムで説明する．この疾患は睡眠中ではなく覚醒中に症状が生じて，そのために入眠が困難になる．なので「睡眠」ではなく「夜間」の運動異常なのである．

　さらに，睡眠時周期性四肢運動（Periodic limb movements: PLMS），さらに周期性四肢運動異常症（Periodic limb movement disorder）を理解しておく必要がある．これらは睡眠中に生じる．よく似ているので，これらの言葉が混同して用いられるのをよく目にするが，定義上明らかに異なるものなのでしっかりと区別して使ってもらいたい．そして，これらがどう見えるかを解説したい．

睡眠が"見える！"ポイント

 1. RLSは,,, 自覚症状から,,, 見えるような,,, 気がする.

　RLS は 4 つの自覚症状をコアにした疾患である．
1）脚を動かしたくてたまらなくなる衝動―通例，脚の不快感を伴っているか，その不快感のために動かしてしまう
2）症状は，休んでいたり，じっとしている時，例えば横になったり座ったりした時に出現するか，あるいは悪化する
3）動かすことによって一時的に症状はおさまる―歩いたり，脚を曲げ伸ばししたりすることによって，不快感が部分的におさまるか，あるいは全く消失してしまう
4）症状の悪化や出現は夕刻から夜に起こる

　これらの症状のために不眠が生じるのが本体だが，診察で異常が検出できない，表現方法が多岐にわたる，昼間の外来では症状がないなどの理由により，診断が難しい疾患である．

104

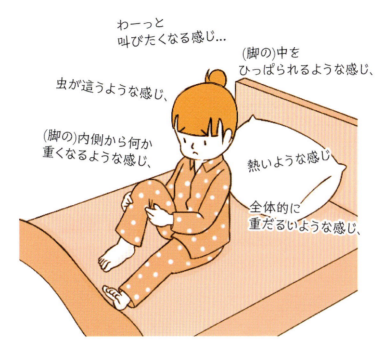

 ## 2．睡眠時周期性四肢運動（PLMS）はPSGで見える

　睡眠時周期性四肢運動（PLMS）とは睡眠中の足のピクつきなのだが，PSGに含まれる下肢の筋電図で比較的簡単に記録ができる．

● **睡眠時周期性四肢運動（PLMS）**

　PLMSはPSGのスコアリングマニュアルに載っている．すなわちPSG上の所見であって，疾患ではない．PLMSは本来 leg movement（LM）の定義があって，それが周期性を示すことによりPLMSとスコアできるという二階建ての定義になっている．LMは接続時間が0.5-10秒で振幅が8μV以上の表面筋電図の筋活動の上昇と定義されている．それを踏まえてPLMはLMが5-90秒の間隔をあけて4個以上生じるものとされる．

以下の図2においては，左前脛骨筋（left tibialis anterior, 図中ではLATと省略されている）の表面筋電図のチャンネルに，9回のLMが認められる（図2）．これらのLMを合わせてPLMとカウントされる．これは片方だけのパターン．

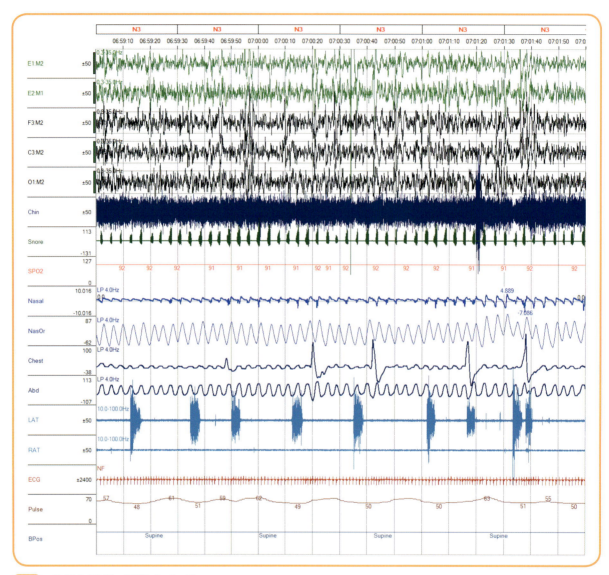

図2 … 片側のPLM，180秒1ページ

以下のように両側にPLMが認められるものもある（図3）．PLMという用語そのものは単に運動を表現しただけであり，「健康に害があるかどうかはわからない」ので疾患としては扱わない．

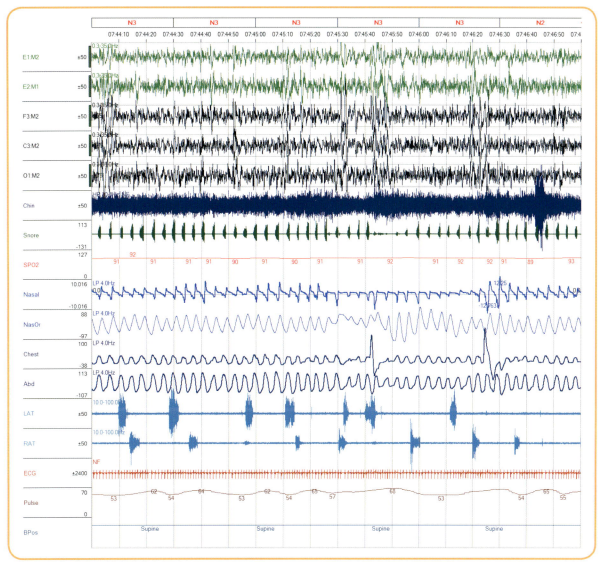

図3 … 両側のPLM，180秒1ページ

睡眠が"見えない"ポイント

1. PLMSは見えるが，PLMDは見えてこない

周期性四肢運動異常症というからにはPLMSが健康上の問題を伴って初めて疾患としての扱いを受ける．すなわちPLMSが原因で覚醒反応が生じて不眠が起きていることが必要になる．以下に覚醒反応が認められるPSGを提示する（図4）．

この場合PLMが多数見えるのだが，下記の場合は注意が必要である．赤四角の中に示されるように呼吸フローが低下していて覚醒反応が出ている場合は呼吸イベントを優先して「覚醒反応を伴う低呼吸」としてスコアする．もちろんPLMによって覚醒したのか，呼吸努力の増加によって覚醒したのかは確認しようがないが，現在のルールでは呼吸イベントを優先することになっている．

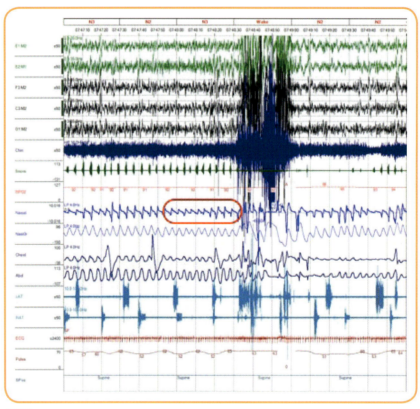

図4 ⋯ PLMと低呼吸と覚醒反応があるPSG，180秒1ページ

2. 複雑な RLS と PLMS の必要でも十分でもない関係

RLS 患者に PSG を実施すると PLMS が認められることは多いのだが，PLMS があるからといって RLS と診断できるわけではない．PSG を読む立場にある人は，外来でその患者を診察していないことが多く RLS を診断することはできない．ちょっとしたジレンマを感じる瞬間である．

コラム⑫　脚が「むずむず」すると言って来たらどうするのか？

　上記で述べたように，RLS の症状は非常に訴え方の表現が多岐にわたる．「むずむずするような感じ，虫が這うような感じ，ぴっぴっと何かが走るような感じ，（脚の）中をひっぱられるような感じ，熱いような感じ，全体的に重だるいような感じ，（脚の）内側から何か重くなるような感じ，ぶるるとくる感じ，わーっと叫びたくなる感じ...」（http://www.ismsj.org/wp-content/uploads/ismsj/6/6th5_tachibana.pdf）などと，かなりのバラエティーに富んでいる．

　こういう多岐にわたる訴えから，共通の要素を抜き出し，診断をつけていくのが RLS 診断のアートとも言える．そのため医師を患者が misleading する可能性がある「むずむず脚症候群」という名前がどうしてもいただけないのだ．そんな状況で「むずむずするのです」と患者が言ってきたら「この患者は自己診断してしまっているのではないか？」と身構えてしまう．できればオープンな状況で病歴を取れた方が診断に早く近付くと思うのだが，皆さんはどう感じるだろう．

第7章 「不眠症」をどう診るか？

はじめに知っておくべきこと

　不眠もしくは不眠症と言われる疾患だが，原則としてこの本において不眠と言及している場合は不眠症と同様の病態を意味していると考えて欲しい．すなわち，英語のinsomniaに相当する「眠るべき時に眠れずに昼間の活動に支障をきたす」状態である．単純に言えば，本来眠るべき時間に覚醒の活動が睡眠の活動よりも強くて眠れない状態であり，この状態を引き起こす原因は種々さまざまである．この多要因が絡まる状態が不眠症の治療を難しくする．ここではどうすれば不眠が見えてくるのかを解説したい．

睡眠が"見える！"ポイント

 1. 患者が診断を伝えてくれる

　正式な診断基準に興味のある方は一度，American Academy of Sleep Medicine（米国睡眠医学会）発行のInternational Classification of Sleep Disorders, Third Edition（*注）を参照してもらえればいいが，診断基準を暗唱していなくても，患者が「眠れません」「昼間だるいです」と言えば一応「不眠」の診断は確定する．

注）この分類の日本語訳で「睡眠障害国際分類」という言葉が使われ，出版もされているが，我々は「睡眠障害」という定義があいまいで誤用されることも多い言葉はsleep disordersの訳としてふさわしくないと考えている．よって，訳すのならば睡眠関連疾患国際分類と訳している．さらに詳しいことは以下のブログを参照してほしい．
http://www.ismsj.org/stanford/vol9-2/

第2部 睡眠関連疾患をどうみるか？

見える！ポイント 2．本当に眠れていないかどうか？と言うより自省のための睡眠覚醒日誌

何回も言うように，不眠症の診断そのものは難しくない．しかしながら睡眠覚醒日誌（sleep-wake log）をつけることが勧められるのは，診断をつけると言うよりも自己分析をするところから不眠症の治療が始まるからである．

睡眠，覚醒だけの情報だけでなく，生活の情報も書き込んでもらう（図1）．そのことでパターンが見え，要因が見え，何を優先して取り組むべきかがわかってくる．正確でなくても患者が自省し，問題意識を持つことで不思議と治療に積極的になる．．．．ことも多い．

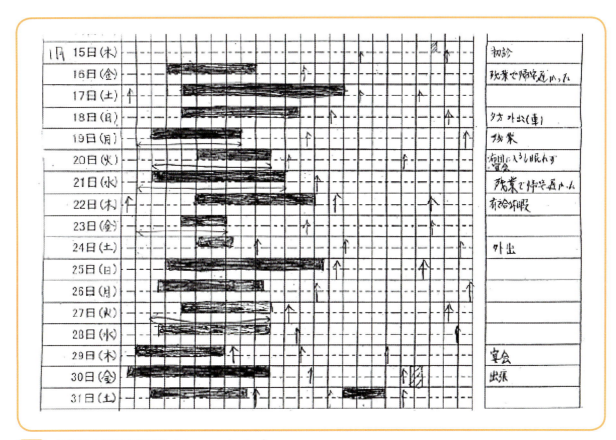

図1 … 不眠症の睡眠覚醒日誌（sleep-wake log）

3. アクチグラフで正確な行動のパターンが見える

　アクチグラフは体動を検出するため「じっとしているだけで眠ってはいない」のか「じっとして眠っている」のかは厳密にはわからない（図2）．ただし，覚醒して動かないのはかなり難しいので，特に頑張ってベッドで静止している不眠症の患者でない限り，行動記録として信頼できる．

　以下の患者は不眠症だが，深夜で当然就寝しているべき時間帯（図2の赤矢印）にも活動を示す黒線が認められる．私見だが，上記の睡眠覚醒日誌と比較すると少し無味乾燥している感があると思うが，いかがだろうか？

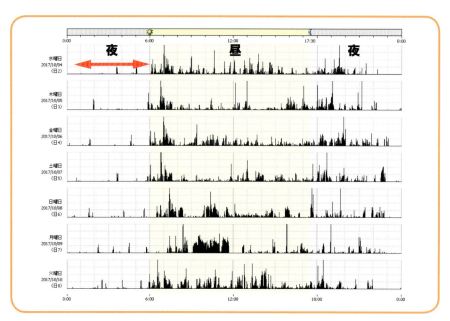

図2…不眠症のアクチグラフ

第2部 睡眠関連疾患をどうみるか？

4．CPAPのアドヒアランスデータから不眠が見える

　普段は問題なくCPAPが使用できている患者が突然，図3のように11月15日から23日までCPAPが使用できなくなった（図3の赤矢印）．これは実は近郊の山火事による煙が原因で喘息発作が生じてCPAPが使用できず眠れなかった．そして11月24日は雨が降ったおかげで煙が収まり，再びCPAPで安眠できるようになった．

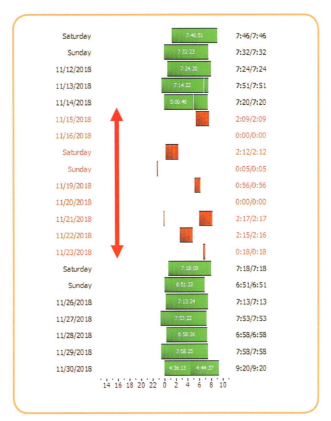

図3 … CPAPのアドヒアランスデータ

睡眠が"見えない"ポイント

見えないポイント 1. PSG では不眠症は見えない

様々な睡眠関連疾患を診断することにおいて非常に有益な PSG であるが，基本的には不眠症ではあまり役割がない．もちろん，中途覚醒が顕著で閉塞性睡眠時無呼吸症候群が疑われるような場合には，当然適応がある．

見えないポイント 2. 客観的な検査では要因は見えないのだが，，，．

以下の図 4 の中央に不眠症の本体である覚醒と睡眠のバランスが崩れて覚醒に偏る状態（過覚醒）があるのだが，それを引き起こすには様々な要因があり，さらにそれは生活と密着している．だから，非日常的な検査である PSG があまり役に立たないのだ．不眠症はその患者の生活の中で治療する必要がある．不眠症の治療とは，問題を要因に分けて 1 つずつ解決していくことであり，それが認知行動療法の大きなコンセプトである．

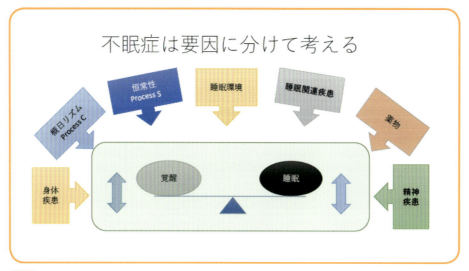

図4 …不眠症を多要因に分けて考えるためのコンセプトモデル
〔河合真（著），香坂俊（監修）．極論で語る睡眠医学．丸善出版．2016, p129より改変して使用〕

第**2**部　睡眠関連疾患をどうみるか？

コラム⓭　● なぜ不眠症が存在するのか？ ●

　過ぎたるは及ばざるが如しと言うが，覚醒と睡眠に関してもそれは当てはまる．覚醒と睡眠はうまくバランスをとって，時と場合を選びつつ入れ替わっていくのが正常な状態である．覚醒が過ぎると不眠症になり，睡眠が覚醒よりも強くなると過眠症になる．どちらも困るのだが本来，覚醒は睡眠よりも強く作られていて，必要があれば覚醒できるようになっている．敵に襲われて危険が迫っている時に覚醒できなければ生存の可能性は低くなってしまう．なので，不眠症の患者はもともと覚醒機能が通常よりも強いので，生き残ってきた人達とも言える．

　そして，この覚醒機能は不安，心配などという感情に密接に関係している．「不安，心配だから起きてしまう」ことが不眠症のきっかけになることが多い．おそらくこういう人たちは，人類が原始時代に生きている時には，群れを守るために夜警としての番をしていたのかもしれない．なので，おそらく重宝がられただろう．そして，原始時代のような危険は迫ることがない現代でも，形を変えた危険（上司に怒られる，職を失うなど）に対して覚醒しようという力が強く働いて不眠症になってしまうとも言える．

　逆に言えばなんとか「危険はない」「不安に思ったり，心配することはない」と確認し，リラックスすることができれば不眠症は改善するとも言えるが，なかなかこれが難しい．

第**7**章

「不眠症」をどう診るか？

第8章 睡眠時の異常行動＝パラソムニアをどう診るか？

はじめに知っておくべきこと

　パラソムニアとは，睡眠時の異常な行動のことである．睡眠時の異常な行動とは，睡眠中に普段は行わないことのすべてを指す．睡眠中の正常な行動とは，目をつぶって多少の寝返りをうつが基本的にじっとしていることである．それ以外の行動はほぼ全てが異常な行動である．食べる，歩く，話す，といった基本的な覚醒時の行動であっても，それがもし睡眠中に起こってしまえば異常行動である．ここではPSGが力を発揮するが，記録の際に脳波電極を増やしたり，ビデオを追加したりする必要がある．

睡眠が"見える！"ポイント

見える！ポイント 1. NREM中から生じるパラソムニアはよく動く

　医療従事者が実際に遭遇することは稀なのだが，病歴から判明することはよくある．パラソムニアの中でも寝室の外に出て行ってしまうものはNREMパラソムニアに多い．

　NREMパラソムニアは睡眠時遊行症，錯乱性覚醒，夜驚症の3つが含まれるが（表1），親戚とも言える疾患で，表現型が違っても睡眠段階N3から十分に目覚めないという状態が共通点である．NREMパラソムニアは，睡眠ラボで検査してもなかなかつかまらないことが多いが，小児に多いことから，両親が動画を取ってくることは可能である．その際に，動きとともに表情も撮影してもらい，運動の面と交感神経興奮の面から表のどの分類に当てはめていくと，PSGがなくとも，あるレベルまでの診断は可能である．

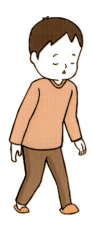

図1…Sleep walking 睡眠時遊行症（NREMパラソムニアの1つ）

第2部　睡眠関連疾患をどうみるか？

	錯乱性覚醒 Confusionalarousals	睡眠時遊行症（旧名称：「夢遊」） Sleep walking	夜驚症 Sleep terrors
特徴	睡眠から急に覚醒するが混乱していて周囲の状況がわからない	ベッドから出て動き回る（単純なものは歩きまわるだけ，複雑なものは料理をしたり運転したり）	睡眠から急に覚醒したように見えるが，恐怖に満ちた表情で，興奮状態にあり，刺激に反応しない
発声の有無	わけのわからない内容を話すことあり	ほとんどなし	感情的色彩（恐怖感）の強い叫び声
まとめると…	運動症状：少ない 交感神経興奮：低い	運動症状：多い 交感神経興奮：低い	運動症状：いろいろ 交感神経興奮：高い
好発年齢	小児期（成長するにつれて自然と消褪するが，成人期発症もありうる）		
頻度	一晩に1-2回以下		
時間帯	夜間睡眠の最初の3分の1の時間帯が多い，昼寝時に起こることは稀		
翌朝の記憶	ほとんどイベントのことを覚えていない		

表1 … NREM パラソムニアの分類

見えるポイント 2．REM睡眠から生じるパラソムニア

　REM睡眠行動異常症（REM sleep behavior disorder: RBD）は暴力的であることが多いが，NREMパラソムニアと異なり，歩き出して寝室を出ていくことはほとんどない．さらに，寝室を夫婦間で別にしてしまうことが多い日本では，「大声の寝言」で気づかれて，その時に患者の寝室を覗くと，「眠っているのに動いている」という流れで発見されることが多い．

　図3-1はビデオからの連続写真である．この場合，発語と上肢の動きが認められた．RBDであっても必ずしも暴力的ではない行動もある．

　図3-2は図3-1と同じ患者の別の行動の連続写真である．RBDでは典型的な暴力的な行動である．本人の右方向に左手の拳で攻撃を加えている．「何かと戦う，何かから逃げる」という夢の内容も不穏なものが多い．患者の覚醒時の性格とはなんら関係がないことは強調しておく．

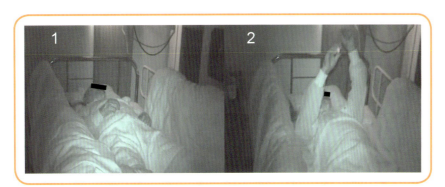

図3-1 … REM睡眠行動異常症の連続写真

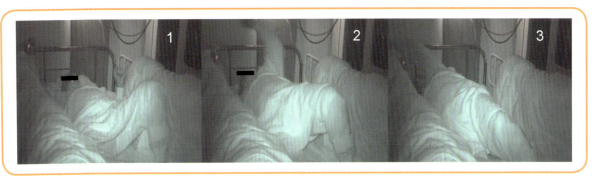

図3-2 … REM睡眠行動異常症の連続写真

PSGはRBDと確定診断するためには必須であり，REM睡眠時に本来低下しているべき筋電図の活動が活発に認められる．

● 筋活動低下を伴わないレム睡眠（REM sleep without atonia, RWA）

PSG上でこの所見が認められると病歴と合わせてRBDの診断に至る．ただし，どの四肢を動かすかわからないので普段は記録しない上肢にも筋電図をつける．どこのEMGチャンネルに動きが見られるかは「動作による」からである．

図4の場合は発語が認められた．

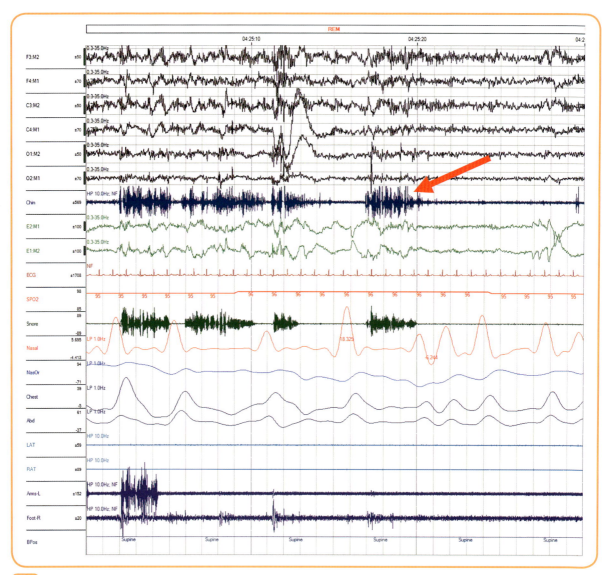

図4…オトガイ筋筋電図（Chin）のチャンネルを中心にEMGの増加が認められるRWA（矢印）（30秒1ページ）

第2部 睡眠関連疾患をどうみるか？

図5では発語ならびに上肢で何かを振り払うような動きが見られた.

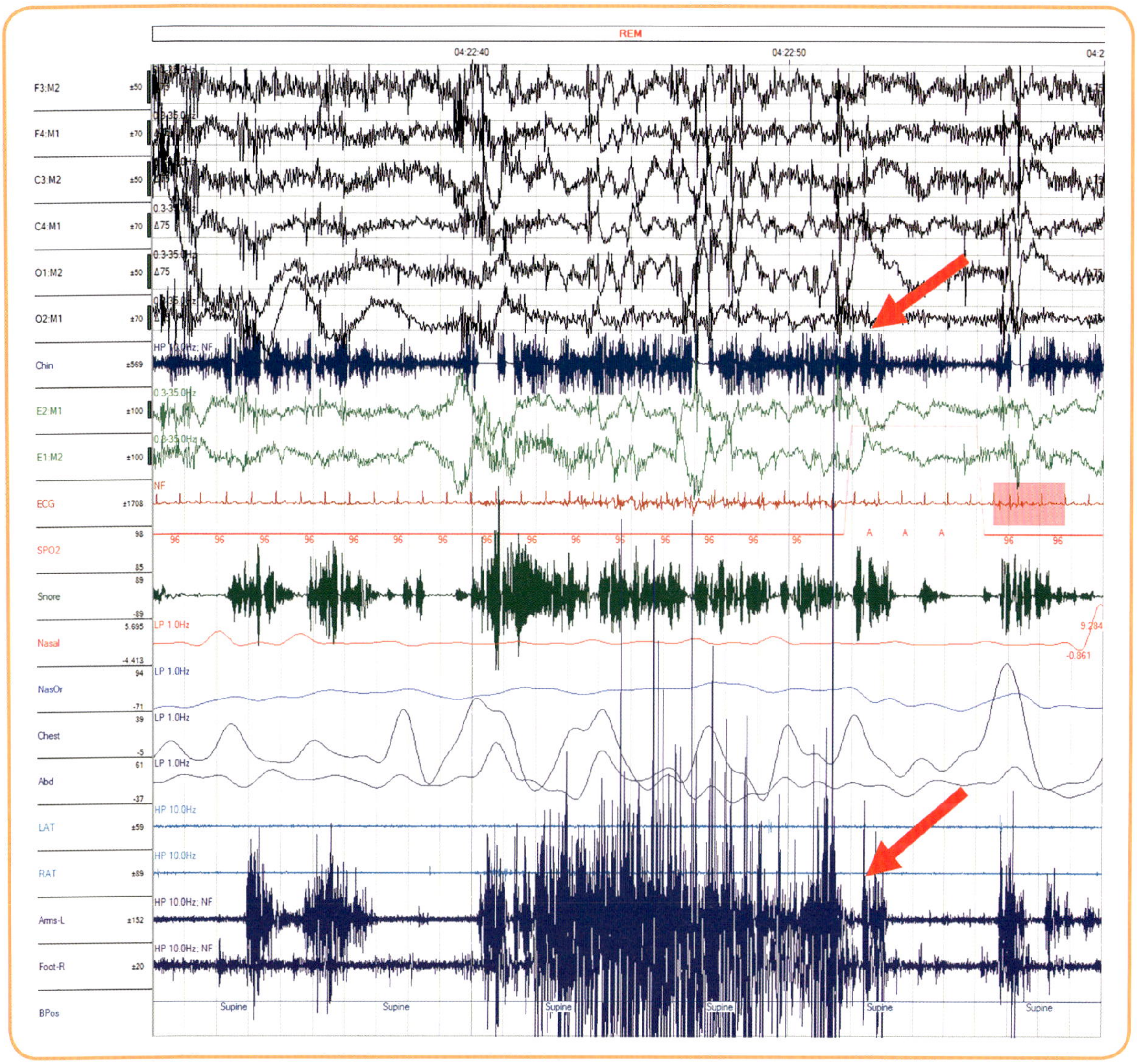

図5 ··· Chin（上の矢印）だけでなく腕のEMG（ArmL，ArmRのチャンネル：下の矢印）の活動増加も認められたRWA（30秒1ページ）

図6を見てほしい．この時は手足を動かして何かを払いのけたりする動作が認められた．Chin EMGでEMGの増加が認められなくても驚くことではない．何しろ「そういう動作」だからである．だからこそ四肢のEMG装着が必要なのだ．

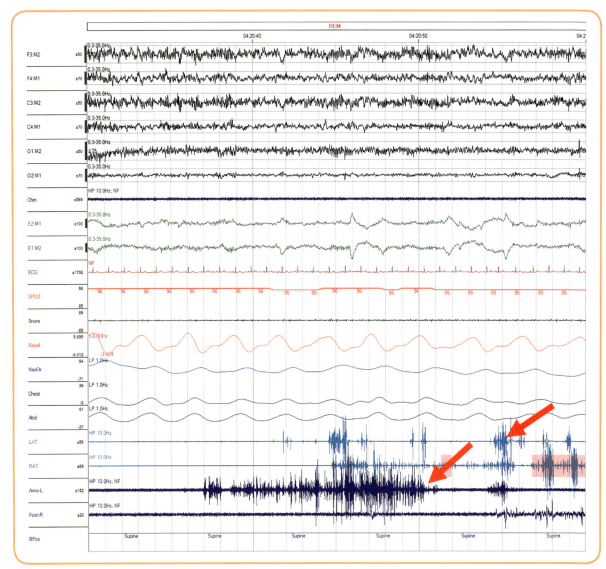

図6 … ChinにはEMGの活動増加を認めないが，上肢（ArmL，ArmRのチャンネル）と下肢（LATとRATのチャンネル）にEMGの活動増加を認めたRWA（矢印）（30秒1ページ）

3. 睡眠関連てんかん発作が鑑別にあればフルの脳波が必要

Nocturnal seizure や夜間てんかん発作とも呼ばれていたが，現在は睡眠関連てんかん発作と呼ばれている．前頭葉由来のてんかん発作が多く，NREM 睡眠や覚醒と睡眠の移行期に生じやすいと言われている．その特徴は，睡眠とは関係なく生じることの多い側頭葉てんかん発作と比較すると，よくわかる．

図7では赤四角で囲んであるように左の側頭部のチャンネルでわかりやすいリズミカルな4〜5 Hzのてんかん発作波が見える．てんかん発作時の脳波（ictal EEG）は基本的に「開始と終了があって」「徐々に振幅が高く，周波数が増え，部位が広がり，そして収束していく」ことが認められるリズミカルな波であることが基本である．

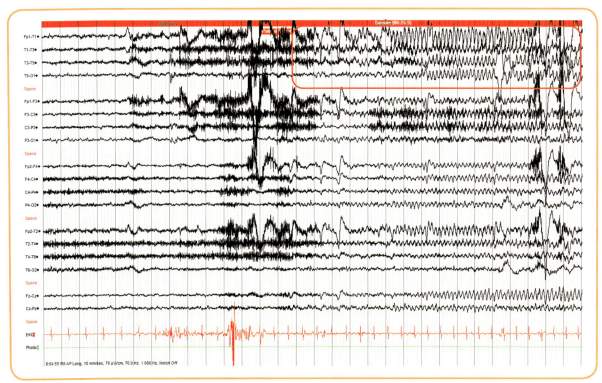

図7…側頭葉てんかん発作（PSGに合わせて30秒1ページで表示した双極誘導の脳波）

● 睡眠関連てんかん発作として生じた前頭葉てんかん発作（図8，9）

図7の基本を理解した上で図8，9を見て欲しい．これは発作直前に覚醒してから生じた睡眠関連てんかん発作である．直前に覚醒しているので厳密に言えば睡眠中の発作ではないのだが，覚醒直後に生じるようなてんかん発作も含めるので「睡眠関連」と呼んでいる．局在は他のデータ（症状や脳画像検査）から，前頭葉てんかん発作と診断されたものだが，図7で説明したてんかん発作波の基本を満たしていない．この時は体をひねって下を向いてから爆発的な発声があって元に戻るという発作だった．

一般的に前頭葉てんかん発作は爆発的な動きをして，一晩に数回生じ，毎回全く同じ動きをするステレオティピーなどからパラソムニアと鑑別して診断する．ビデオとPSGの同時測定をして初めて診断がつくことが多い．そもそも脳波にてんかん波が出ないことが多く，以下の例でもCz付近に少し疑わしい波が認められた後に筋電図がすぐに混入するので発作波ははっきりとわからない．

ただし，面白いことに2つの異なる発作だが，筋活動が上昇している期間がほぼ同じであることがわかっていただけると思う．これがステレオティピーと呼ばれる現象である．

こういう発作はてんかん専門医ですら診断に難渋することが多い．ビデオ脳波で数回発作を記録してなんとか診断する．非専門であるならば，疑わしいと見当をつけて，てんかん専門医を紹介するところまでできれば上出来だと思う．

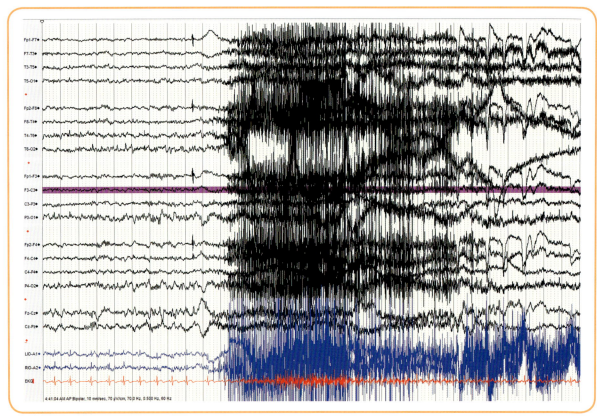

図8 ⋯睡眠関連前頭葉てんかん発作　その1（PSGに合わせて30秒1ページで表示した双極誘導の脳波）

第2部 睡眠関連疾患をどうみるか？

第8章 睡眠時の異常行動＝パラソムニアをどう診るか？

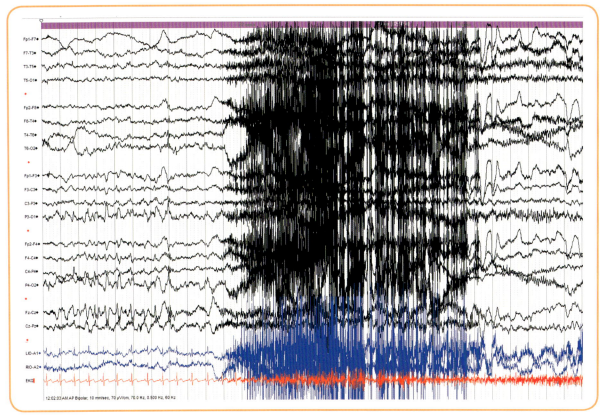

図9 … 睡眠関連前頭葉てんかん発作　その2（PSGに合わせて30秒1ページで表示した双極誘導の脳波）

睡眠が"見えない"ポイント

見えないポイント 1．ビデオがないと始まらない

上でも述べたように，パラソムニアとてんかん発作の鑑別は，PSG とビデオ同時記録が必須である．特にビデオがないと始まらない．これはてんかん学の用語で，セミオロジーと言うのだが，症候学から病変の局在や疾患の種類の診断をつける方法である．この診断には，特別なトレーニングと経験が必要で，信頼できる専門医に紹介することが望ましいが，ある程度大まかなカテゴリーの診断ができないと紹介先にも困る．

見えないポイント 2．手が動くかもしれない

上に述べたように，パラソムニアが疑われる場合，どの四肢が動くのかは病歴からは推定ぐらいしかできない．なので，全ての四肢に筋電図をつけ測定をする．このことを強調する理由は，標準的な睡眠検査では下肢にしか筋電図を装着しないからである．

見えないポイント 3．悪夢は……見えたら怖いが，見えない

悪夢には交感神経遮断薬であるプラゾシンが推奨されている．なぜ交感神経のアルファ受容体を阻害すれば悪夢に効果があるのかは本当に難しいのだが，効くことがある．そして悪夢を医療者が客観的にみる方法は今の所ない．病歴や患者の叙述に頼るしかない．

第2部 睡眠関連疾患をどうみるか？

コラム⑭ ● 睡眠と記憶 ●

　ここで質問したい．あなたは昨晩眠ったであろうか．眠ったとするならばその判断の根拠は何だろうか．「眠ってスッキリした」「ベッドに入って朝になったらベッドで目覚めた」から，ということぐらいしか言えないと思う．面白いことなのだが，本来，人間は行動を証明するために記憶を頼りにする．しかし睡眠に関して言えば，「ある一定期間の記憶がないこと」を頼りに眠っていたと推測するのだ．すなわち本来，睡眠中は新たな記憶の獲得はできない．「いや，眠っている時のことを覚えている」と言う人もいるかもしれない．なぜならそれは，中途覚醒の時に少しだけ記憶することが可能だからである．

　さらに面白いことに，夢の内容を覚えていることはある．実は夢を見ているのは，REM睡眠だと言われているのだが，そのまま次のNREM睡眠へ移行すると夢の記憶はなくなってしまうと言われている．すなわち夢を覚えているということはREM睡眠から目覚めたということを意味している．例えば複数の夢を一晩で覚えている人がいるが，それはすなわち複数回REM睡眠から目覚めたということである．かように睡眠と記憶は面白い関係にある．

第**8**章 睡眠時の異常行動＝パラソムニアをどう診るか？

索　引

あ
アナログ記録 ････････････････････････････ 33
アルファ波 ･･･････････････････････ 19, 22, 27
アルファ波の消失 ･････････････････････ 28
アルファ律動 ･･･････････････････････････ 19

い
意識障害 ････････････････････････････････ 25

え
鋭波 ･････････････････････････････････････ 34
エプワース睡気尺度質問票 ･･･････････ 60
エポック ････････････････････････････････ 34

お
オトガイ筋筋電図 ･････････････････ 34, 50

か
眼球運動図 ･･･････････････････････････ 21, 34
緩徐眼球運動 ･･･････････････ 28, 36, 54
感度 ･････････････････････････････････････ 86

き
起床時間 ･････････････････････････････････ 3
急速眼球運動 ･･･････････････････････ 53
胸部周囲径 ････････････････････････････ 74
棘波 ･････････････････････････････････････ 34

こ
口腔内装具 ････････････････････････････ 75
高振幅デルタ波 ････････････････････ 43
後頭部優位律動 ････････････････････ 19

さ
酸素飽和度低下 ････････････････････ 88

し
シータ波 ･･･････････････････････････････ 29
持続陽圧呼吸療法 ･･･････････････ 75
就寝時間 ･･････････････････････････････････ 3
小児の睡眠 ･･･････････････････････････ 8
職歴 ･･･････････････････････････････････････ 4
身体症状および関連障害 ･･･････････ 25
身体表現性障害 ･･････････････････････ 25

す
睡眠覚醒日誌 ･･･････････････････････････ 6
睡眠経過図 ･･･････････････････････････ 57

睡眠構築 ････････････････････････････････ 11
睡眠段階 N1 ･････････････････････････ 29
睡眠段階 N2 ･････････････････････････ 30
睡眠段階 N3 ･････････････････････ 43-45
睡眠段階 R（REM 睡眠） ･･････ 48-53, 55-57
睡眠不足 ････････････････････････････････ 15
睡眠歴 ･･･････････････････････････････････････ 3

せ
生活歴 ･･････････････････････････････････････ 4

た
体位変換療法 ････････････････････････ 75

ち
中枢性無呼吸 ････････････････････････ 78
中途覚醒 ･･･････････････････････････････････ 3

て
低振幅混合周波数脳波 ････････････ 49
デジタル記録 ････････････････････････ 33
デルタ波 ････････････････････････････････ 43
てんかん発作 ･････････････････････････ 6

と
特異度 ･･･････････････････････････････････ 86

に
入眠期 ･･･････････････････････････････････ 28

は
発育発達 ･･････････････････････････････････ 8

ひ
ヒプノグラム ･････････････････････ 57, 77

ふ
腹部周囲径 ････････････････････････････ 74

へ
閉塞性睡眠時無呼吸症候群（OSAS）
････････････････ 70, 75, 76, 82, 85-94
ベータ波 ････････････････････････････････ 22
ベル現象 ････････････････････････････････ 21

む
無呼吸低呼吸指数 ･････････････････ 75

り
瘤波 ･････････････････････････････････････ 29

A

AHI
　（Apnea hypopnea index）······75, 82
atonia ··· 50

C

CPAP
　（continuous positive airway pressure）······ 75

E

epoch ··· 34

H

hypnogram································· 57

K

K-complex································30, 41, 42

N

N1··· 29
N2··· 41
N3··43, 45
NREM パラソムニア ······················6

O

OA（oral appliance）····················· 75

OSAS（閉塞性睡眠時無呼吸症候群）
··· 70, 75, 76, 82, 85–94

P

phasic REM ································· 55
PSG··34–57

R

REM 睡眠（睡眠段階 R）·················48–53, 55–57
REM 潜時 ······································ 76
REM パラソムニア ··························6
RIP
　（Respiratory inductance plethysmography）
··· 74

S

sleep spindle ·······················31, 41, 42
sleep-wake log ································6
slow eye movement（SEM）·············28, 36

T

tonic REM································53, 56

V

V 波（vertex sharp wave transient）············· 29

あとがき

―この本ができるまでの裏話とこの本ができてしまってからの未来―

　この本を手に取る読者の多くは，もうひとつの河合本である「極論睡眠医学（正しくは『極論で語る睡眠医学』）」をすでに読まれていることと思う．2016年9月に丸善出版から「極論睡眠医学」が発刊され，売れ行きが予想以上となっていったときに，「次につくるとしたら睡眠データのアトラスだと思うんですよね.」という話が河合真先生から私の方にあった．一瞬にして「アトラス！　それはすばらしい！」と，いう思いがあふれ出た．単に眠っているだけと見られがちな睡眠の中に種々の現象が隠れていることを多くの人に知ってもらいたい一心であった．しかしそんなにうまくいくのだろうか？

　睡眠医学という専門分野は，日本の医学界でほとんど認知されていない．その理由は数々あるが，一つには日本語で書かれた良い教科書が極めて少ないということが挙げられる．英語圏では数々の教科書があり，アトラスがあり，それらを集めるとあっという間に書庫ができてしまうほどである．そういった基礎的な読み物が少ない日本において，急に「アトラス」というのは一足飛び過ぎるのではないか？　とまず自分にブレーキをかけた．「アトラス」を買ってくれる読者も少ないだろうから，そもそもこの話に乗ってくれる出版社があるとは考えにくい．さらに，「アトラス」というからには，自分たちの手持ちのデータを出してこなければならないが，アーチファクトが多いものは出すわけにはいかない．一晩のPSGのraw dataのうち，教えることを意図して使える部分を捜して切り取ってくることには多大な労力を伴う．「そんなデータ集められるんかいな？」という私のつぶやきで，アトラス話は消えかけた．実際にも2017年になってこの案をとある出版社に持ち込んだが，断られてしまっている．

　しかし，世の中には運と縁とがあるようで，「金芳堂から『睡眠がみえる』というタイトルで出版を考えても良いという話が入ってきた.」と2017年10月に河合真先生から連絡があった．この時点でも本当にできるのだろうか，金芳堂の方たちが期待しているものと，こちらがつくりたいものとのすり合わせができるのだろうかと半信半疑であった．しかし，そこから後の進行は早かった．私は河合真先生に引きずられるように，「○○のdataはないか？」「原稿をアップしたのでチェックを早く.」の依頼のままに作業し，徐々にこの本のもつ意味と重要性を追認していった．出版にこぎつけていただいた金芳堂の関係者の皆様には心から感謝する次第である．

さて，本ができてしまった今，やればできるんだという安堵感に加えて，「この本を読んだ人たちが次の段階に進んでくれるだろうか？」ということが気になっている．この本を読まれた皆さんは，睡眠検査の結果の数値から睡眠関連疾患の診断や治療が行われるのではなく，具体的なデータが「目に見える」ことがスタートラインであるということに気づかれたと思う．そしてその「目に見えたこと」を頼りにして睡眠医療に携わりたいという気持ちが芽生えたらそれに勝る喜びはない．ただし，ここから先はより多くのデータを指導者の下で見ていくということが必要となる．睡眠関連のデータを「見る」技術をどうマスターしていくかについては，元神戸大学精神科教授　中井久夫先生が「医学の修練について―雑記帳より―」というエッセイで書かれたものを引用し，皆さんへの今後の「睡眠をみる」修練へのメッセージとしたい．

　「ある技術をマスターする時，一つの溝というか裂け目を飛び越すのを．飛行機が離陸する瞬間のような，いわく言い難い移行状態を．（中略）とにかく皮膚科図鑑や眼底図鑑でも突然，"見え"出すのだ．それまでの見えども見えずの状態から．」（中井，1985）

　2019年6月

立花直子

中井久夫．中井久夫著作集　精神医学の経験　2巻　治療．岩崎学術出版社，p123-129，1985より一部引用

睡眠がみえる！
―睡眠が見えれば，睡眠が診れる―

2019年9月1日　第1版第1刷 ⓒ

著　　者	河合　真	KAWAI, Makoto
	立花直子	TACHIBANA, Naoko
発 行 者	宇山閑文	
発 行 所	株式会社金芳堂	
	〒606-8425　京都市左京区鹿ヶ谷西寺ノ前町34番地	
	振替　01030-1-15605　電話　(075)751-1111(代)	
	http://www.kinpodo-pub.co.jp/	
印　　刷	亜細亜印刷株式会社	
製　　本	亜細亜印刷株式会社	

落丁・乱丁本は直接小社へお送りください．お取替え致します．

Printed in Japan
ISBN978-4-7653-1790-0

JCOPY ＜(社)出版者著作権管理機構 委託出版物＞
本書の無断複写は著作権法上での例外を除き禁じられています．複写される
場合は，その都度事前に，(社)出版者著作権管理機構(電話 03-5244-5088
FAX 03-5244-5089，e-mail: info@jcopy.or.jp)の許諾を得てください．

●本書のコピー，スキャン，デジタル化等の無断複製は著作権法上での例外
を除き禁じられています．本書を代行業者等の第三者に依頼してスキャンや
デジタル化することは，たとえ個人や家庭内の利用でも著作権法違反です．